預防失智

認知踏步有氧操圖解

日本失智症權威學者力作

ボケたくなければ歩きなさい

作者：島田裕之　　譯者：林 雯

推薦序

到了老年期，不管有多少疾病，若能維持良好的心智功能、活動、營養，避的老化。本書雖從失智的角度出發，但是與老年醫學在延緩衰老的理念是一致的。很適合一般民眾、以及會照顧到長者的醫療及長照人員，在瞭解與提供高齡保健的參考。

張家銘醫師
台灣高齡照護暨教育協會創會理事長
國立成功大學醫學院附設醫院內科部老年科主任
國立成功大學醫學院 醫學系暨老年學研究所副教授

Exercise is medicine! 運動是醫學！

白明奇醫師
成大醫學系神經科教授
熱蘭遮失智症協會理事長
台灣臨床失智症學會理事長

台灣已屆高齡社會，能有尊嚴地老化是所有長輩的期待。從事失智症宣導的公益已逾13年，終於等到一本連權威醫師都按讚的好書，向所有想預防失智的朋友們熱情推薦！

游雪娟
台南市熱蘭遮失智症協會首席顧問／失智症家屬
台灣高齡照護暨教育協會常務理事
國立成功大學人類研究倫理審查委員
台南市政府身心障礙者權益保障推動小組第一屆委員

推薦序

運動的神奇療癒能力

台灣失智人口在老年人當中的發生率約為8%，並有逐年升高的趨勢，相關的照護資源卻十分缺乏。截至2015年底，專門安置失智老人的住宿型長照機構只有一家，照顧失智症的日間照顧中心也只有29家，其餘大多數的失智症老人，若不是混入一般護理之家，就必須留在家裡由家人、或者聘用外勞來照顧。

其實失智症這種不可逆的疾病，約有30%至40%的患者是有可能在輕度認知功能障礙（MCI）階段恢復正常生活。如同作者書中所言，若能有效改善糖尿病、中年發福、高血壓、吸煙、運動量不足，以及經常與人互動等，都能夠協助失智症患者降低發病因子。

另外，誠如本書書名「預防失智認知踏步有氧圖解」所言，想要延緩失智症的發生，透過頭腦與肢體運動是一種有效的辦法，且適用在家庭、照顧機構等各個場所。

在個人所任職的財團法人海青老人養護中心附屬日間照顧中心，就有一位阿茲海默症的失智阿公，原本家屬只打算短期安置，直至找到外勞為止。海青在照顧這位沈默寡言的阿公時，了解到阿公年輕時原本是廟宇裡八音團的鼓手，於是透過音樂療法，讓他能重新拿起鼓棒敲出熟悉的鼓聲；持續一段時間之後，阿公的整個日常生活變得十分規律，晚上回到家後生活作息恢復得十分正常，家屬最後也決定，不再另外找外勞來照顧阿公了。

由我們所實際見到個案，再呼應島田裕之在本書中所提倡的觀念，如何讓家中有失智症的長輩能夠延緩病情？鄭重推薦民眾讀完這本書後，都能夠深入明白，運動確實是對抗百病的不二法門。

財團法人苗栗縣私立海青老人養護中心　執行長　賴添福

推薦序

從生活習慣中慢慢累積預防失智的「本」

翻開報紙，經常可在角落發現一個小小的方塊，刊載近期內的失蹤老人資訊，一張張的相片背後代表著至親的殷切期盼，盼著長輩們能夠平安返家。通常失智症的早期症狀是不會立即被發現的，而當長輩們開始喪失對時間、地點的概念，找不到回家的路，極有可能是罹患了失智症。

根據國家發展委員會推估，2018年65 歲以上人口比率將超過14%進入「高齡社會」；2025年時，老年人口比率將達20%，成為「超高齡社會」，台灣老化速度，全球第一。失智症是一個經常發生在老年人的疾病，年齡愈高，罹患機率也愈高，其中80歲以上長者的失智症盛行率更是超過老年人口的20%，而失智症一旦發生便無法治癒，經常成為家屬壓力及社會問題，如何因應失智長輩的照顧以及長期照護等需求，將是台灣社會一項重大挑戰。

目前世界各先進國家都在倡導失智症的防治概念，包括多運動、多動腦、多參與社交活動，都被證實有助於延緩失智症的發生及降低罹患失智症的機率。承蒙出版社邀約撰寫本書推薦序，作者是日本失智症治療權威島田裕之先生，書中提出了許多日常生活中就能運用到預防失智技巧，其中一個方法就是每天都能做到的「走路」，鼓勵人們能夠利用簡單的踏步、跨步、健走、椅子上的踏步操等，融入日常生活當中。民眾若能從中年開始做，養成良好的運動習慣，慢慢累積預防失智的「本」，進而減少失智症的發生機會，更能達到健康長壽的目的，在此向讀者推薦這一本好書。

天主教失智老人基金會　鄧世雄　執行長

前言

和老年人談話時，常聽他們說：「失智症是我絕對不想得的病。」之所以會如此，也許是因為他們擔心一旦失智，會產生長期照顧的問題，拖累家人；也或許是因為他們想像在失智症的最後階段，會發生連家人都認不出來的嚴重狀況。無論如何，失智症這種病，大家應該都避之唯恐不及。但很遺憾地，失智症與年齡密切相關，發病的危險性隨年齡的增加而上升。有的觀點認為，任何人都無法避免走向失智；但事實上也有很多人即使超過九十歲，卻並未出現失智症狀；而也有人七十歲就發病。為什麼有些人得失智症，有些人沒有？如何才能降低得失智症的危險性？

失智症中，過半數是阿茲海默型（Alzheimer's disease）。阿茲海默症發病的危險因素大部分已經確定，其中遺傳、女性、學歷等因素是無法改變的；而糖尿病、中年發福、高血壓、吸煙、缺乏運動、缺乏與人互動等則是可改善的因素。這些知識告訴我們，在某段時間有這些問題的人，將來容易得失智症；但沒有可靠的證據證明如果這些問題解決了，就可以預防失智症。換言之，目前並沒有確定可以有效預防失智症的方法。不過可以確定，失智症的主要症狀——認知功能缺損（記憶力減退等），可經由訓練而改善；有效的訓練包括運動、積極進行知識性活動、與人交流、正確的飲食與睡眠習慣、戒煙等等。

大家都知道，常運動對腦部有幫助，也能有效提升全身的狀態，所以最好能養成運動習慣。各式各樣的運動中，許多人採用健走（walking）的方式。健走很容易實行，也能順利融入生活中；例如，到附近辦事時，試著用走的，不要搭車；不坐電梯，自己爬樓梯；勤快一點，多走幾趟去買東西，增加外出機會等，方法很多。

警訊——步行速度變慢與不愛外出

目前已經確定，在失智症徵兆出現至少十年前，步行速度就會變慢。步行速度一旦降低，要到達目的地就必須花更多時間。因為步行時的能量效率（註1）低，所以會覺得特別累。如此一來，就容易因為嫌麻煩而打消外出念頭；日常活動量減少的話，與人的交流跟著減少。活動量一旦減少，就可能沒有飢餓感、食欲減退，因而營養不良、肌肉減少，漸漸演變成行動困難、無法行走的惡性循環，最後導致失智症、臥床的狀態。

運動是解決這個問題最好的良藥，但並非做什麼運動都有效。如果不依照目的選擇適當的項目、強度、頻率，運動就無法達到充分的效果。例如想鍛鍊肌力，肌肉訓練時用最大肌力（註2）的百分之六十以上的負荷，做十次、三組，每週約三次，就會產生效果。這樣的運動負荷（註3），是光憑走路無法達到的。因此可以說，再怎麼努力健走，也很難提升肌力。相反地，如果想提高全身的持久力，健走這種長時間持續的運動，就比肌肉訓練有效。

腦部與身體的複合運動

關於運動對預防失智症效果的研究，現在才剛開始不久，什麼樣的運動項目、強度、頻率對失智症有效，都還不清楚。目前有的觀點認為有氧運動有效，有的則認為肌力訓練有效，也許兩者都是對的；我認為兩者平均的運動計畫應該會有比較好的效果，不要只做其中一種。也可以一邊運動，一邊進行認知作業（註4），做頭腦和身體的複合式訓練。藉由運動促進與人群的交流，也是相當重要的事。最重要的是要持續有規律的運動，所以也必須有在家活化行動的支援系統。

我想，本書的讀者應該都對失智症多少有些不安。要預防失智症，只能從堅強的意志開始。這是別人幫不上忙的，只能靠自己達成。本書告訴大家，預防失智症「為何必須運動」以及「該如何運動」。如果能使各位開始運動，我會大喜過望。衷心期待您開始行動。

日本國立長壽醫療研究中心　島田裕之

譯注
1 能量效率：energy efficiency，投入的能量與可利用能量的比率。
2 最大肌力：max strength，肌肉一次運動所發揮的最大力量。
3 運動負荷：指人做練習時所承受的生理負荷，包括運動量與運動強度兩方面，http://www.twword.com/wiki/%E9%81%8B%E5%8B%95%E8%B2%A0%E8%8D%B7
4 認知作業：cognitive task，如做簡單的計算題、文字接龍遊戲等。

目錄

第3章 健走運動可有效提高認知能力

第4章 試試來做走路運動吧！ 075

第5章　遠離失智症的日常生活方式……147

第1章

你的腦沒問題嗎？
Go！測試你的認知功能

你的腦比實際年齡年輕嗎？還是……

三步驟測試容易衰退的「認知功能」

腦部的記憶力、執行、處理能力（處理訊息、完成事務的能力）容易隨著年齡增加而衰退。這些能力你都沒問題嗎？來測試一下吧！

一、記憶力測試（詞彙記憶）

● **測試方法**

①請準備馬表或計時器。

②左頁有十個圖案，兩分鐘內把它們全部背起來。

③兩分鐘後，將記得的項目寫在第十四頁的欄位中。

兩分鐘內記起來！

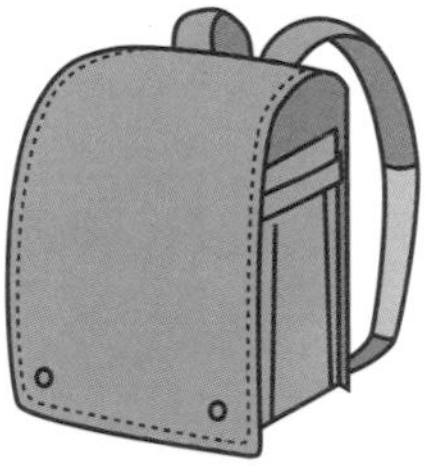

後背書包

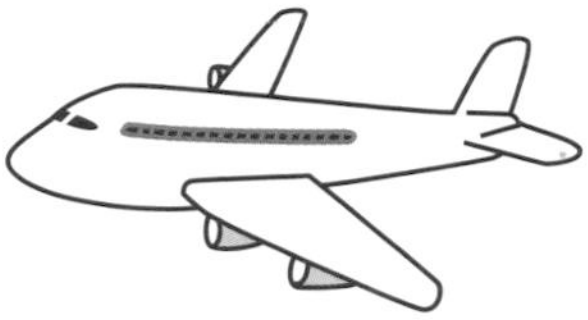

飛機

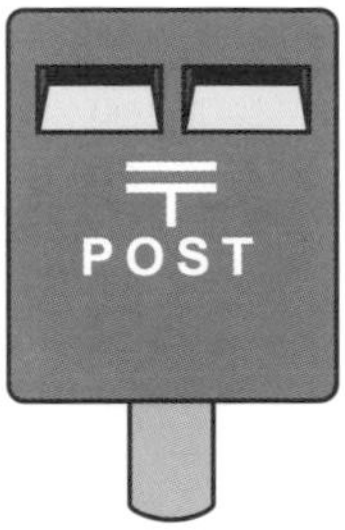

郵筒

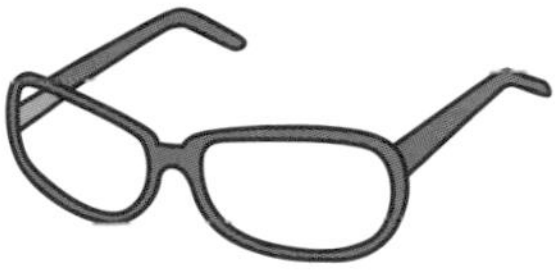

眼鏡

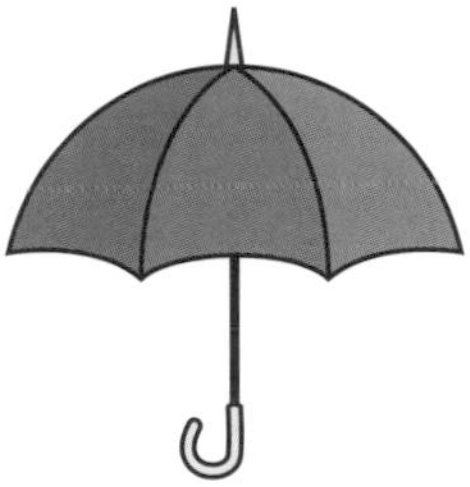

傘

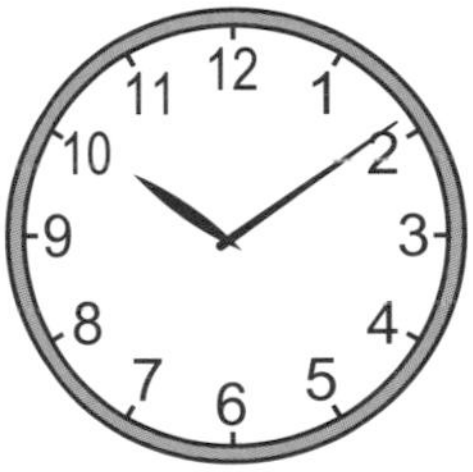

時鐘

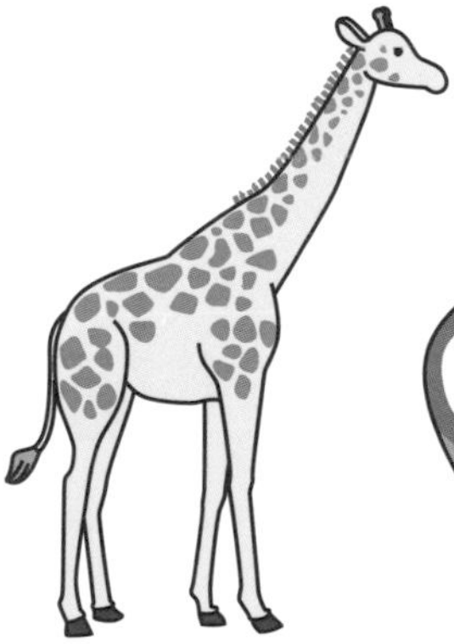

長頸鹿

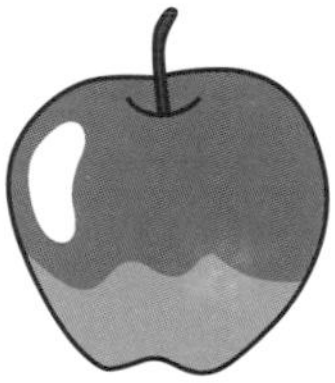

蘋果

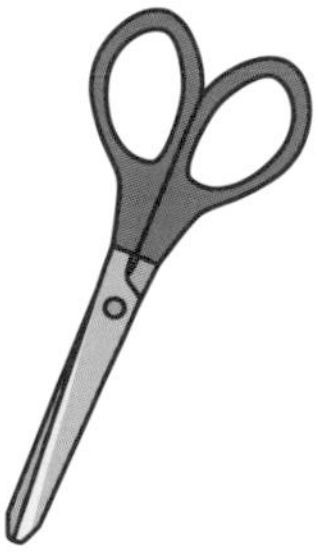

剪刀

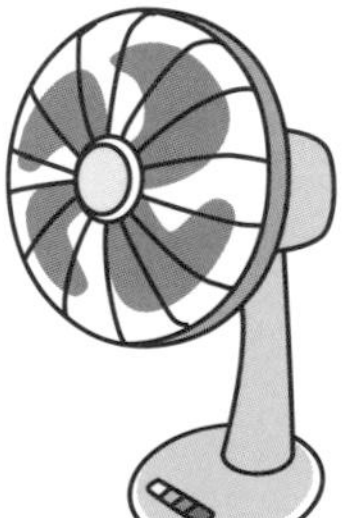

電扇

將記得的項目填入

※ 不需按照圖案順序，只要將記得的項目寫出來即可

● 記憶測試結果

答對 8 個以上	64歲以下
答對 7～8 個	65～69歲
答對 7～8 個	70～74歲
答對 7 個	75～79歲
答對 6～7 個	80歲以上

以上是不同年齡層的平均答對數（本平均值是由日本國立長壽醫療研究中心調查五千名老年人所得的結果計算）。你答對多少呢？

二、執行、處理能力測試（路徑描繪測驗，Trail Making Test）

● 練習題

A →①→ B →②→ C →③……字母與數字交互連結。

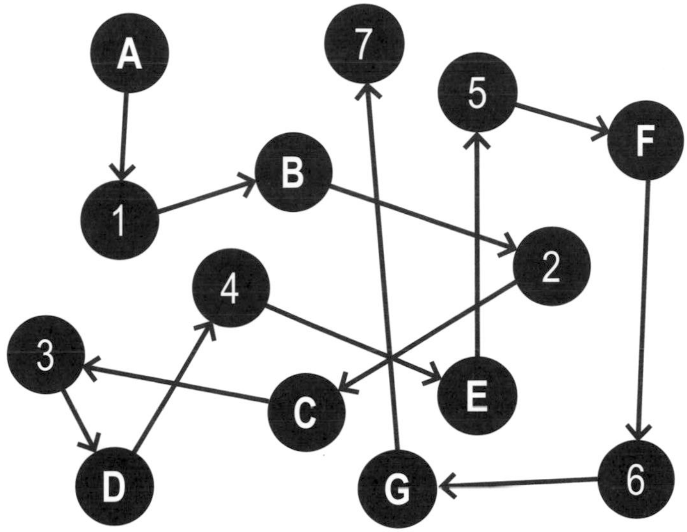

● 測試方法

①請準備馬表或計時器。

②將十七頁的英文字母（A～G）與數字（1～7），按照字母與數字的順序以畫線的方式交互連結起來。

③計算全部連結完畢所需秒數。

※測試結果請參考第十八頁。

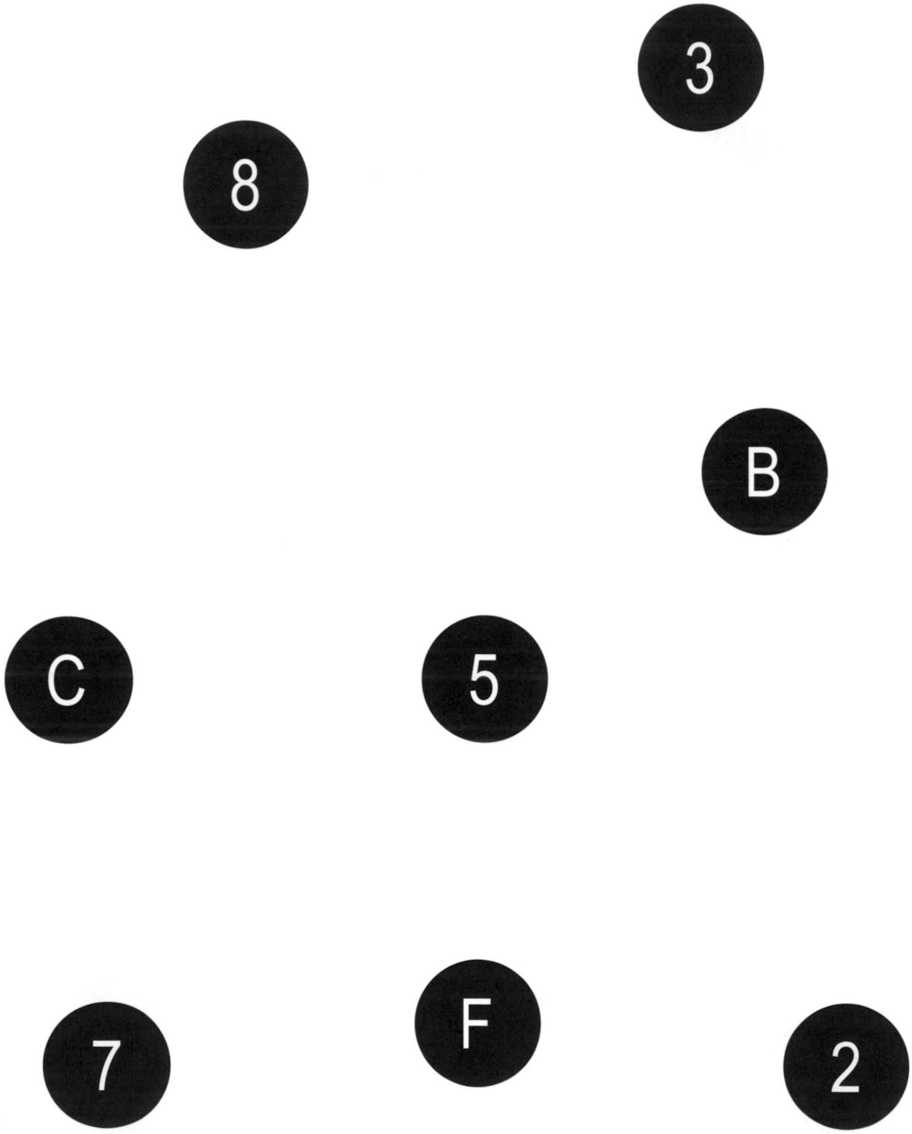
3
8
B
C
5
F
7
2

● 測試問題

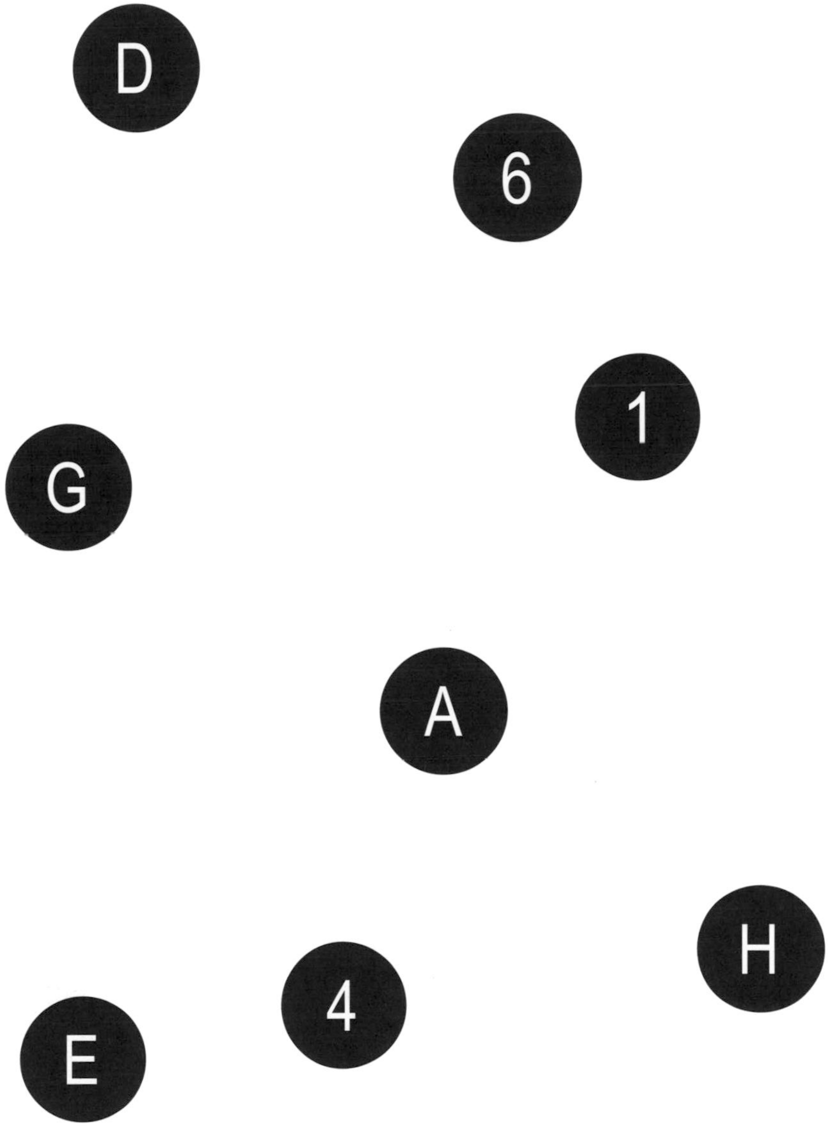

● 執行、處理能力測試結果

35秒以下		64歲以下
36秒	……	65～69歲
42秒	……	70～74歲
49秒	……	75～79歲
60秒	……	80歲以上

以上是不同年齡層的平均秒數（平均值由日本國立長壽醫療研究中心調查五千名老年人所得的結果計算）。你花了幾秒呢？你的執行、處理能力大約幾歲？

失智症是因腦部萎縮而造成的進行性疾病

成人的步行速度，每秒高於一公尺。除了因穿窄裙、高跟鞋而走不快的情況外，一秒若不到一公尺，就表示身體機能衰弱，所以步伐變小。身體衰弱則活動困難，也提高了失智症的風險。

三、步行速度測試（穿越有紅綠燈的斑馬線）

紅綠燈的秒數，是設定行人以秒速一公尺的步行速度，就能在時間範圍內越過斑馬線（交通擁擠時，有時會改變設定）。走在斑馬線上，測試自己的步行速度吧！

● **測試方法**

①請穿著輕便服裝站在紅綠燈前。

②交通號誌轉為綠燈時，以平時走路的速度越過斑馬線。

步行速度測試結果

● 若以平常的速度行走，就能在綠燈亮的時間內通過斑馬線，表示步行秒速超過一公尺。

● 若一定要快步走才能在綠燈亮的時間內通過斑馬線，或走到一半時綠燈就開始閃爍，就表示步行秒速不到一公尺。

重點！

如果各個測試的結果不佳，也不要急著因為腦步入老化而灰心喪氣。踏步運動能相當有效地幫助你恢復功能。

第2章

什麼樣的人容易得失智症?

失智症就是「因認知功能降低而難以獨立生活」的疾病

失智症是因腦部萎縮而造成的進行性疾病

最近會因為「沒辦法馬上說出人名或物品名稱」、「覺得記性好像變差了」……，而擔心自己得了失智症嗎？

我很了解這樣的不安，**不過因老化而記性變差，跟失智症是不一樣的**。

隨著年齡增長，任何人都會記憶力減退，比較容易忘東忘西。例如，雖然記得昨天工作時見過某人，但想不起他的名字；記得昨天有吃晚餐，但不記得吃了什麼。這些都屬於年紀增長導致的健忘。健忘令人心煩，但不會造成生活上的困難。

失智症則是忘了事件本身——①「不是忘了見過的人的名字，而是忘了見過面這回事」，「不是忘了吃過什麼，而是忘了吃過飯這回事」。②還有一個特徵是「很難記住新事物」，連自己說過的話、做過的事也會馬上忘記，不斷重複同樣的事。

失智症的症狀不只是記憶障礙。

理解力、思考力、各種訊息處理能力、判斷力、執行力等**負責腦部知性活動的認知功能也會降低**，平常會做的事變得不會做了，例如忘記做菜順序等等；也會有定向感障礙（disorientation），無法正確分辨日期、時間、季節、場所、家人的臉等；此外還有意志減退（hypobulia），對事物的熱情和興趣過低；也可能產生「被害妄想」，例如認定自己的東西被偷了；出現「虛談症」（confabulation）症狀，虛構現實中不存在的事；來回走動（pacing）也是常見的症狀。

總之，失智症就是**因神經細胞（neuron）大量死亡**，**細胞減少**，**腦部活動的低下**程度超過自然老化的標準，同時，因這些症狀而導致日常生活無法自理的進行性疾病。

失智症大致可分為四種類型

腦部神經細胞為何會減少呢？

失智症大致可分為四種類型。

第一種是阿茲海默症。這是因腦內沉積的β—澱粉樣蛋白（amyloid-β protein，Aβ）破壞腦部神經細胞，造成腦部萎縮的疾病。失智症患者一半以上（有些調查報告指出是百分之七十五）是阿茲海默症。

第二種是血管性失智症，患者的百分之二十到三十屬此類。因腦梗塞等因素造成血管堵塞、出血，使氧氣無法充分供應腦部，導致神經細胞死亡所致。

第三種是路易體失智症（Dementia with Lewy bodies，DLB），是路易體（腦細胞中異常的蛋白質塊）破壞神經細胞所致。

第四種是額顳葉型失智症（Frontotemporal lobe dementia，FTD）是因腦部額葉、顳葉萎縮所致，各佔全體的百分之五。

失智症的四種類型

	主要原因	患者比例	症狀	治療方法
阿茲海默症	一般認為是腦中沉積的特殊蛋白質——β－澱粉樣蛋白等破壞神經細胞所致。	半數以上（也有調查報告指出是 75%）。	記憶障礙、判斷力、對事物的熱情等降低、定向感障礙、被害妄想等。	目前沒有完全治癒的方法。雖已研發控制症狀與病情惡化的藥物，但效果有限。
血管性失智症	腦梗塞或腦出血等血管疾病造成腦部供氧不足、神經細胞死亡。	20% 到 30%。	症狀各式各樣，可能突然出現，也可能產生變化。	目前沒有完全治癒的方法，也沒有能確實改善症狀的方法。重點放在防止腦梗塞等再發。
路易體失智症	聚集於大腦皮質等區域的特殊蛋白質——路易體破壞神經細胞。	約 5%。	早期會因記憶障礙而產生幻視、幻聽等。也容易出現定向感障礙、帕金森氏症的症狀。	目前沒有完全治癒的方法，也沒有被認定有效的藥物。
額顳葉型失智症	負責思考、感情中樞功能的額葉以及掌管語言、記憶等的顳葉萎縮。	約 5%。	重複同樣的行為，很難控制情緒、語言表達困難。	沒有完全治癒的方法，也沒有確定能控制症狀與病情惡化的藥物。

※還有酒精性失智症（Alcoholic Dementia）以及正常壓水腦症（Normal Pressure Hydrocephalus, NPH）、頭部外傷後遺症等引起的失智症。

高齡化社會的特徵：連你也無法避免失智症

日本失智症患者有四百六十二萬人，佔老年人口的百分之十五

年齡的增加就是失智症最大的風險。例如，阿茲海默症 β—澱粉樣蛋白的腦部沉積並非突然發生，而是隨年齡漸漸累積。血管性失智症也跟腦梗塞一樣，隨年齡而風險提高；因為隨年齡增長，生活習慣等逐漸導致腦內血管堵塞。亦即，失智症的可能性隨年齡而增加，尤其從八十五歲左右開始，發病機率急速提高。

因此，隨著人類壽命延長、社會步入高齡化，發病人口也增加了。現在，日本失智症患者有四百六十二萬人（二〇一二年的數據。引自日本厚生勞動省（註1）「都市失智症盛行率與失智症的生活機能障礙對策」。）佔所有老年人口的百分之十五；亦即七個老年人中，就有一個以上的失智症患者。

二〇二五年患者數估計約有七百萬

更麻煩的是將來的演變。

今後失智症症狀出現的比率若與現在相同，到了二〇二五年，即人口眾多的戰後嬰兒潮出生的人達七十五歲時，患者數會變成六百七十五萬。假設比率上升，估計患者數可能達七百三十萬人（二宮利治，厚生勞動省研究班、九州大學教授）。

七百萬相當於全部老年人口的百分之二十，即五個老人之中就有一個罹患失智症，需要照護。這或許是你將來的樣子，也或許你的配偶、父母將來也會罹患失智症。

事到如今，對失智症不能再採取事不關己的態度了。

重點！

二〇一二年失智症患者數為四百六十二萬。今後可能逐漸增加。

譯注

1 厚生勞動省：日本管理健康、勞動與福利的中央機關。

不出門、活動量少的人，是失智症的高風險群

小心！生活習慣病是罹患失智症的高危險因子

隨著年齡增長，罹患失智症的風險也漸漸提高，但也不是年紀大了就一定會得失智症。那麼，什麼樣的人容易得失智症呢？

失智症中，尤其是患者數最多的阿茲海默症，是因為各式各樣錯綜複雜的危險因子（造成失智症的原因），使腦部沉積 β－澱粉樣蛋白，造成腦部萎縮。

遺傳是其中一項危險因子。目前已知阿茲海默症和遺傳有關，帶有容易得阿茲海默症的基因者，比沒有此基因者得病的風險高。

此外，**多使用腦部會讓神經細胞增加**。神經細胞增加了，記憶容量也會增加，這樣就有了維持腦部機能所需的餘力（認知儲備能力）。一般認為，在成長的過程中，未能經由學習而得到腦部發展機會的人，無法充分累積認知儲備能力，

得失智症的風險也會提高。

生活習慣和遺傳、教育一樣，是影響力相當大的危險因子。高血壓、高血脂症（高膽固醇血症等）、糖尿病等都是腦梗塞等血管性失智症的根源。以外，這些因素也確定會提高阿茲海默症的風險。有這些毛病的人別忘了用藥物、飲食控制疾病。

此外，也要注意老年憂鬱傾向等老年症候群（隨年齡增長而產生的各種症狀）。憂鬱症狀會減少大腦衍生神經滋養因子（brain-derived neurotrophic factor，BDNF），導致腦部掌管記憶的「海馬迴」（hippocampus）萎縮，造成記憶力降低。

還要小心避免跌倒。如果跌倒時碰撞到頭部，即使自己沒有發覺，也可能對腦部造成輕微傷害，將來轉變為阿茲海默症。

缺乏與人交流也是危險因素

最重要的是老年期的生活形態（lifestyle）。

活動量少、閉門不出的生活形態已確定是引發失智症的重要因素。

腦部受刺激而活化後，會產生新的神經細胞，神經細胞會變大，連接神經細胞的「突觸」（Synapse）也會增加。因年紀增加而逐漸減少的神經細胞，能藉由外界刺激腦部而增加。刺激腦部最有效的方法就是與人溝通。反過來說，內向、不愛與人接觸、很少和他人聯繫者，得失智症的風險較高。與人交流少的人，不只腦部缺乏刺激，也經常足不出戶。關在家裡發呆，心不在焉地盯著電視，這種生活方式很少用到腦；腦部缺乏刺激，就會衰退。

不運動也是危險因素。活動身體也對腦部有幫助（詳細說明請參考第四十八頁）。身體不活動，也代表在家發呆的時間很長。

重點！

閉門不出，活動量少的生活方式是失智症的起因。

不同年齡的失智症危險因子與保護因子

保護因子
（預防失智症的重要因素）

高等教育

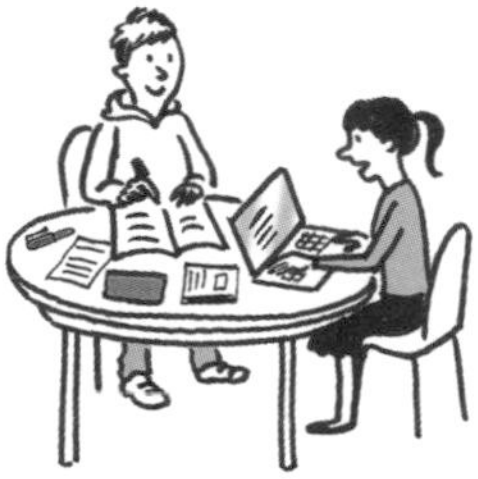

生活習慣病的服藥管理、預防生活習慣病的飲食、運動

- 服藥管理
- 適度運動
- 攝取抗氧化作用高的食物
- 適度飲酒

活躍的生活形態

- 增加身體活動
- 進行認知性的活動
- 社會參與
- 增加與人的交流

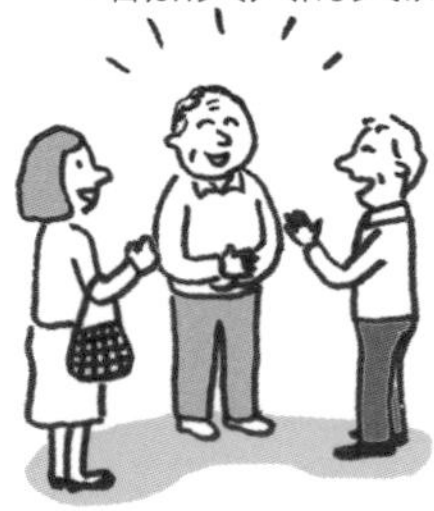

0 歲
20 歲
40 歲
60 歲
80 歲

危險因子
（容易罹患失智症的重要因素）

遺傳基因

社會、經濟因素

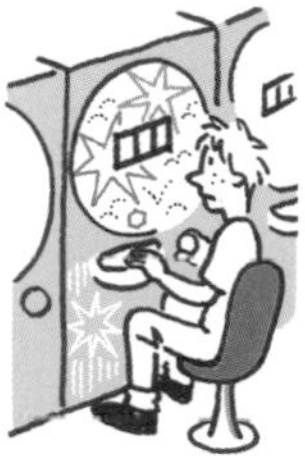

- 缺乏受教育的機會

生活習慣病

- 高血壓
- 高血脂
- 糖尿病

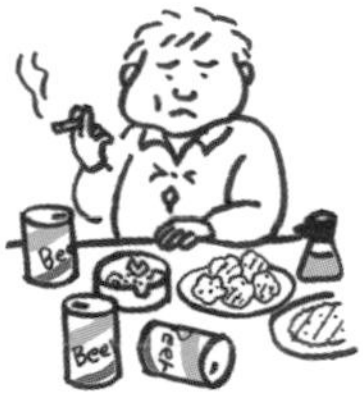

老年症候群

- 憂鬱傾向
- 跌倒（頭部受傷）
- 身體活動不足
- 與人的交流減少

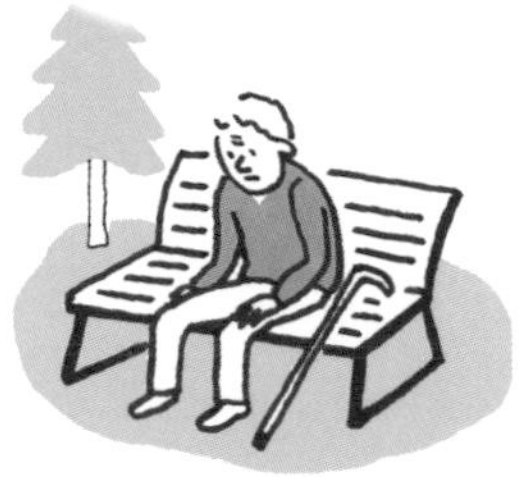

原來如此！失智症十年前就會有徵兆

若已經得到失智症就太遲了

預防失智症的重點是，儘可能排除失智症的危險因子、增加預防失智症的保護因子（具體的失智症預防方法請參考第三章）。

平常也要多注意，以便在早期發現病狀。

記憶障礙、定向感障礙、理解力、判斷力的障礙、妄想、來回走動等各種症狀，造成日常生活無法自理，就是失智症。如第二十五頁的表（失智症的四種類型）所述，目前並沒有根治失智症的方法，阿茲海默症等藥物治療的效果也有限。亦即，失智症一旦形成，就很難痊癒或改善。正因如此，希望大家都能注意，不要讓失智症形成。最重要的就是早期就診。

失智症並不會在某一天突然爆發。阿茲海默症的病程約十～二十年，發病前一定有「徵兆」。希望大家能留意微小的變化，適時採取對策，避免失智症症狀的出現。

流體智力的明顯衰退是警訊

流體智力（fluid intelligence）的衰退，就是徵兆之一。

智力可分為**晶體智力**（crystallized intelligence）和**流體智力**。

「晶體智力」是一旦學會，就很難忘記的能力，如「杯子」、「書桌」等物品名稱，走路、騎腳踏車等運動機能。實際上，老年人可能會忘記人名，但不會忘記物品名稱。腳踏車一旦會騎了，即使過了很久沒騎，上了車還是能立刻騎走。

「流體智力」則容易隨年齡衰退，包括短期記憶、處理事情的速度、完成事務的能力、空間認知能力（迅速、正確地掌握與判斷方向、位置、物體形狀等能力）等。因此，即使記得菜刀、鍋子等物品名稱，但因執行、處理能力下降，使得做菜過程不像從前那麼順利。

當然，流體智力的衰退若是符合年齡的正常老化，就不是大問題。不過要判斷出是正常老化還是疾病徵兆，並非易事。如果自覺與同年齡的人相比「記憶力低太多」，或有「不知道做菜順序」、「經常迷路」等情況，覺得不對勁，最好到醫院檢查。第一章的「記憶力測試」、「執行、處理能力測試」就是測量流體智力，即使答對數與秒數都在平均值範圍，但與同年齡人相比若明顯不及，最好去醫院就診。

步行秒速若在一公尺以下，得失智症的風險就高

步行速度也是失智症的指標。健康的人走路速度約一秒一．三公尺左右，雖有各別差異，但即使慢慢走，秒速也不可能低於一公尺。

如果秒速低於一公尺，就要注意了。

步行速度降低的最主要原因是步伐變小，這表示肌肉量、體力等身體機能退步。身體機能退步的話，行動就變得困難，外出也比較不方便，這樣就會讓人懶得出門，增加失智症的風險。步伐變小也有可能是因為腦部少許功能不良。有研究結果顯示，步伐小的人比步伐大的人容易得失智症。

目前已知，老年人步行秒速若低於一公尺，其後數年間會產生各式各樣的問題，包括身體機能衰退，演變成需要照護的狀態；認知功能低下，形成失智症等。

記住第一章的「步行速度測試」方法，如果秒速低於一公尺，就要小心了。

重點！

如果流體智力低於該年齡的正常範圍、步行速度變慢，必須特別注意。

注意！發現生活有小變化，早期就診就能有效延緩症狀

七十五歲以上可以定期做腦部健診

自我檢查後若感到不安，就算只覺得有一點不對勁，即使不影響到生活，最好還是就醫檢查。七十五歲以上者，又增加了「年齡」這項風險，最好定期就診，就當作腦部健診吧！可以看精神科、神經科、神經內科、老年內科、記憶門診等。

（台灣失智症協會網站有台灣失智症專長醫師、醫院的名單，供各位參考：

http://www.tada2002.org.tw/Support.Tada2002.org.tw/support_resources01_all.htm）

失智症的診斷是綜合進行的，包含問診——何時開始覺得有異常狀況、有何種變化等，還有失智症診斷測試、腦部影像診斷等項目。

早期發現，就可能延緩失智症症狀的出現

失智症就是症狀導致生活無法自理的狀態，因此，就算覺得有哪裡不對勁，只要不妨礙生活，就不會被診斷為失智症（除非客觀看起來難以獨立生活，但本人或家人還覺得不要緊）。

不過，即使不對生活造成困擾，仍有罹患MCI（Mild Cognitive Impairment，輕度認知功能障礙，詳見第三十八頁）的可能性。MCI是所有失智症的前期階段。其實，**早期就診最大的好處就是可以發現MCI**。雖然一旦演變成失智症就無法恢復正常，但若還在MCI階段，仍可能延緩失智症的發作、改善症狀。此外，腦瘤、正常壓水腦症、憂鬱症等也會出現和失智症類似的症狀，這些疾病經過治療，也會有相當好的效果。為了早期發現其他疾病，也請記得早期就診。當然，檢查結果若是正常老化，就沒有問題。

重點！

只要覺得有哪裡不對勁，儘管未妨礙日常生活，還是要早期就診。

在失智症的初期——控制「輕度認知功能障礙」很重要

MCI是阿茲海默症與正常狀態間的灰色地帶

阿茲海默症是失智症最常見的類型，症狀出現之前的幾年間會有ＭＣＩ的症狀。ＭＣＩ是失智症的灰色地帶，雖然不是失智症，但也很難說是正常。現在，ＭＣＩ的患者推測有四百萬人（朝田隆，二〇一二年厚生勞動省研究班代表、筑波大學教授）。

ＭＣＩ是認知功能輕度低下的狀態，不會影響生活，患者可獨立處理生活事務。ＭＣＩ可分為健忘型及非健忘型，健忘型的患者會有記憶障礙，非健忘型無記憶障礙，而是言語、空間認知、執行、處理能力等降低（詳見第四十一頁）。例如，可獨立生活、無記憶障礙，但做菜過程變得不順利，可能是非健忘型。因為做菜是創造性的活動，要思考烹飪方法、想像做出來的結果、準備食材、顧及各種狀況，有條理地安排，在不同的鍋中同時作業。要處理這麼多種訊息，執行、處理能力是不可或缺的，如果這種能力衰退，做菜就沒辦法順利。

ＭＣＩ不妨礙說話、生活，無論本人、家人都難以察覺。許多人認為「認知功能低下從記憶障礙開始」，使非健忘型更難辨認。此外，年紀增加、認知功能衰退的狀況是與年齡相符還是ＭＣＩ，也很難判斷。正因如此，就算只覺得有一點不對勁，也要就醫。有研究顯示，**在不需要照護狀態的老人中，有百分之十七～十九被判定為**ＭＣＩ（因檢查內容、判定標準值尚不明確，各個研究得出的盛行率不同，也有報告顯示超過百分之四十）。

MCI患者一半以上演變成阿茲海默症

對ＭＣＩ階段的處理是預防失智症發作的關鍵。

如果罹患ＭＣＩ，出現失智症症狀的危險性就非常高。有報告顯示，發現後的三年間，健忘型ＭＣＩ患者中的一半，以及非健忘型ＭＣＩ患者中的三分之二，出現了阿茲海默症症狀。也就是說，MCI是失智症的強力危險因子。

雖然如此，也不必悲觀地認為「MCI之後，遲早會變成失智症」。從前面的資料可知，健忘型MCI中的百分之五十與非健忘型中的三分之一並未出現失智症症狀，也有報告顯示，有百分之三十～四十的人，認知功能會從MCI的狀態恢復正常。

不過，如果生活中充滿得失智症的危險因子，例如常足不出戶，MCI就一定會演變成失智症。

MCI患者若能保持危機意識，多與他人交流、運動，從事可降低失智症發作風險、刺激大腦功能的活動，就可能延緩發作、恢復認知功能。

重點！

MCI雖然容易演變為失智症，但有百分之三十～四十的人是能恢復正常的認知功能。

MCI的類型

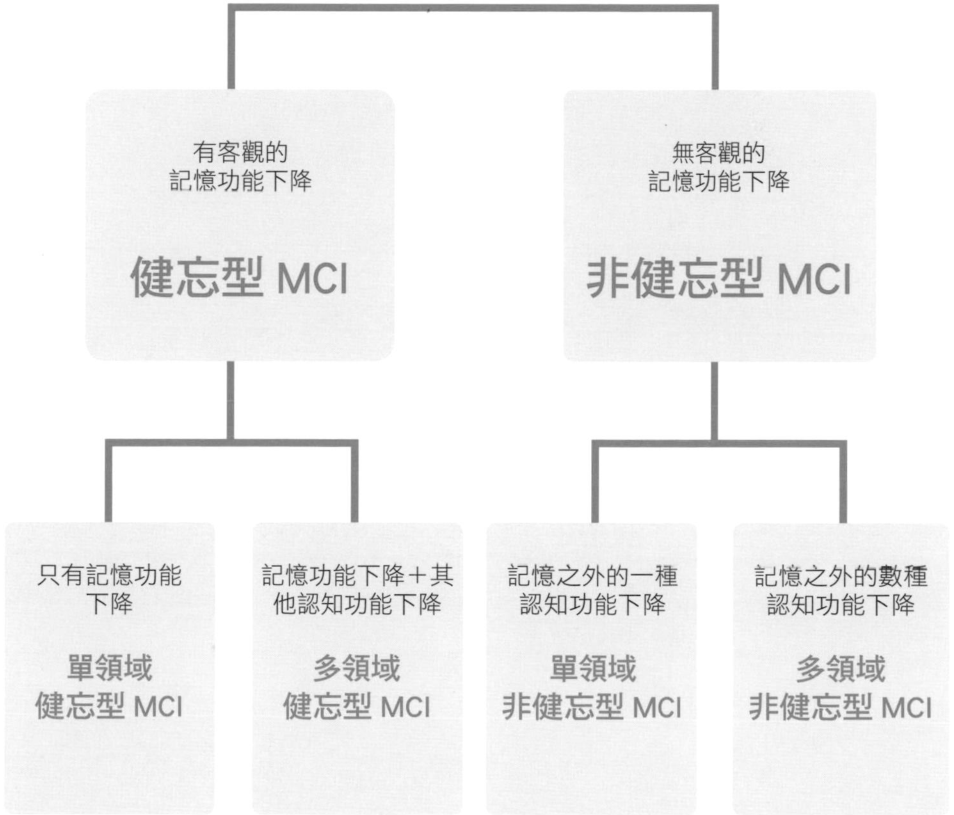
有客觀的
記憶功能下降
健忘型 MCI
無客觀的
記憶功能下降
非健忘型 MCI
只有記憶功能
下降
單領域
健忘型 MCI
記憶功能下降＋其
他認知功能下降
多領域
健忘型 MCI
記憶之外的一種
認知功能下降
單領域
非健忘型 MCI
記憶之外的數種
認知功能下降
多領域
非健忘型 MCI

第3章

健走運動可有效提高認知能力

面臨五十歲的你，就要有預防失智症的對策

沒有唯一、絕對的預防方法

失智症中最常見的阿茲海默症，是經過十～二十年漫長時間、一點一點地累積β—澱粉樣蛋白，造成腦部萎縮，才出現症狀。亦即在七十歲出現症狀的人，極可能五十歲就已經開始累積β—澱粉樣蛋白。

為降低失智症的風險，最好五十歲就開始預防失智症。愈早開始預防，愈能防止將來發生MCI與失智症。

那麼，該怎麼做才能預防失智症呢？很遺憾地，並沒有唯一、絕對的預防方法。腦部為何會沉積β—澱粉樣蛋白？原因極為複雜，無法歸因於一個因素，所以也沒辦法斬釘截鐵地說：「原因是缺乏運動，只要運動就不會得失智症」等等。因為失智症有許多不明之處，致病原因也不清楚，所以也沒有預防

藥。而且，即使知道「某種藥物可控制腦部萎縮」，但使用這種藥的人死亡前是否出現失智症症狀，也很難追蹤與驗證，所以現在並沒有確定的、有科學根據的方法能預防失智症。

保健就是把一般認為有效的方式加以整合

雖然沒有確切的預防方法，但根據各種臨床實驗，目前已經知道可有效控制認知功能降低、提高認知功能、延緩症狀出現的方法；**與人交流、運動、可動腦的知性活動等**，都被認為是降低失智症發作風險的保護因子（失智症的危險與保護因子請參考第三十一頁）。

雖然無法逐項列出可望有顯著效果的方法，**但把有效的方式結合在一起，就可能產生效果**。其他疾病的預防也是一樣的道理，例如，雖不能說「注意飲食就不會得癌症」，但改善飲食、運動、睡眠、消除壓力等，多管齊下，就可能打造出不容易生病的身體。失智症也一樣，持續使用多種方法，在生活中避免可能降低認知功能的各種因素，是非常重要的。

腦部演變成阿茲海默症，生活卻未出現失智症狀!?

依據研究結果，在生活中採取多方面的方法，使有些人即使有阿茲海默症的病理特徵，症狀仍然能夠延緩。

美國明尼蘇達大學與聖母修道院合作，進行長期的「修女研究」（Num Study）。參與研究的對象是七十五歲～一百零六歲的修女，這些修女為了公益，答應死後捐出腦部，以供解剖用。研究者解剖修女腦部後發現，其中有些案例明顯有β－澱粉樣蛋白沉積、腦部萎縮等阿茲海默症的病理特徵，但卻沒有失智症症狀。怎麼會這樣呢？推測應該是因為修女們的生活方式，如正確的生活規律、充分活動、貢獻社會、與人交流等，使腦部即使萎縮，實際上卻未出現失智症症狀。**這種活躍的生活方式能讓腦部活化，使腦部的代償機制運作，所以活著的時候才未出現症狀。**

延緩症狀的出現，就能延長健康平均餘命

綜上所述，「延緩症狀的出現」是非常重要的。失智症是隨年齡增長的疾

病，年紀愈大，患者數愈多。八十歲開始急速增加，九十歲以上約百分之三十以上患有失智症。如果九十五歲罹患失智症的人，症狀延後五年才出現，就有希望以健康狀態享盡天年。

實際上，若能延後兩年才出現症狀，社會就可減少百分之二十的失智症患者；若能延後五年，就能減少百分之四十三～四十九的失智症患者。

控制認知功能的衰退，延後症狀出現的時間，就可提高健康平均餘命（Healthy life expectancy）。這樣的話，什麼都不做就太可惜了！何不從今天立刻開始，從生活方式下手，避開失智症症狀？

重點！

失智症沒有特效藥，
但有益腦部的生活方式可有效延後症狀的出現。

有效遠離失智症，養成運動習慣是最大關鍵

高風險！阿茲海默症最顯著的情況就是「身體活動不足」

第二章已提過「活動量少、閉門不出的生活方式是引發失智症的重要因素」。從修女研究中也發現，積極從事各種活動，可使失智症症狀延後出現。

美國也有調查研究證實這點。

該研究以後設分析（meta-analysis）的方法，以罹患阿茲海默症的老人為對象，探討高血壓、糖尿病、憂鬱症症狀等失智症危險因子（請參考第三十一頁）對症狀出現與否有何影響。

阿茲海默症危險因子影響程度的差異

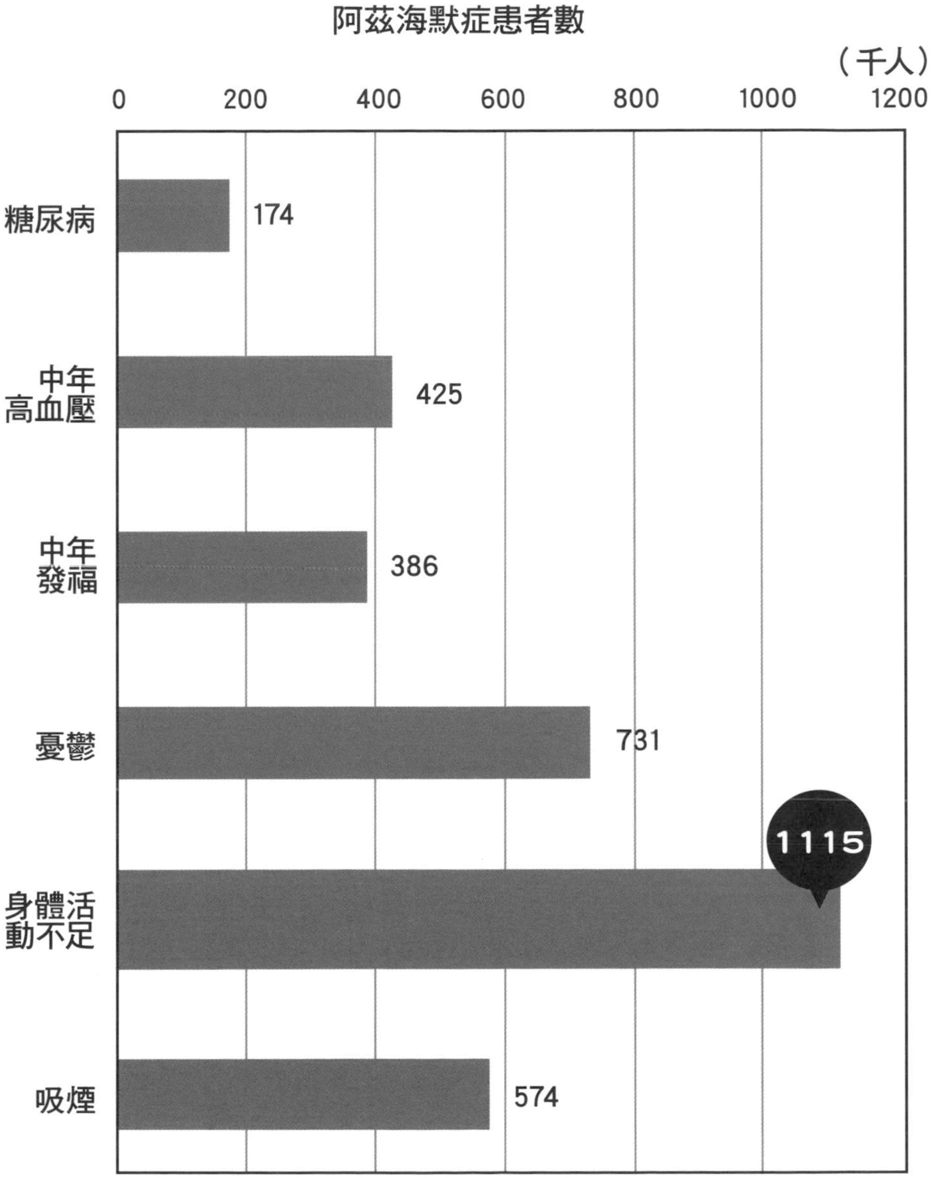

圖依據「Barnes DE. Lnacet Neurol 2011 」修改而成

從上頁圖可知，幾項危險因子中，**對症狀出現與否影響最大的是「身體活動不足」**。身體活動不足指缺乏運動、日常活動量少。目前已確定，出現阿茲海默症症狀最多的就是這類人。

反過來說，要避免失智症症狀出現，最有效的方法就是活動身體。

增加身體活動最好的方法就是運動

要增加身體活動，就要「運動」。

首先，運動是很簡單的事。只要你記得出去走走、動動身體，任何時候都能做到。一個人可以，和朋友、家人一起做也可以。**本書推薦的「健走」，不需要工具，也不需要特別的場地**，在哪裡都能馬上開始。

運動的好處之一，就是習慣容易養成。購物、外出等事很難養成習慣，而運動是以活動身體為目的，只要記得「持續下去」，就可養成習慣。建立每天運動的習慣後，身體活動量就能大量增加。

運動還有增進健康和增強體力的效果，這和日常活動量的增加也有關。若因缺乏運動而使體力、肌肉衰退，就會導致行動不便、容易疲倦，最後就容易關在家裡不出門。足不出戶、身體缺乏活動，就會漸漸陷入體力衰弱、外出更不方便的惡性循環。藉由運動，打造健康、方便活動的身體，就更容易進行外出等日常活動了。

重點！

藉運動增進健康、增強體力，也能增加日常生活的活動量。

運動不只能提升身體機能，還能「提升腦容量」

以運動打造方便活動的身體

運動的好處不只是容易實行與增進健康。

運動不只對身體有益，還能活化腦部。

運動大致有三種效果。

第一是提升體力，（肌肉、骨骼、有氧能力等）。

運動還能增加肺活量，提高有氧能力，為身體帶來更多氧氣。人體所有生命活動，從產生能量到腦部活動、細胞新陳代謝等，都需要氧氣。吸取更多氧氣，能量就更容易產生，這也和體力密切相關。

如前文所述，運動能使身體更方便活動、更有朝氣。

運動還能增加肌肉量，強化腰、腿部，改善骨質密度。此外，平衡感也會變好，**比較不容易跌倒**。實際上，老年人的死因中，跌倒比車禍還多。因跌倒骨折而臥床的人並不少。跌倒若撞到頭部，可能造成腦部輕微損傷，有轉變成阿茲海默症的危險。光是增強體力、防止跌倒，就可以降低失智症的風險。

藉由運動預防腦血管疾病

第二，運動對身體的循環系統有益。循環系統指讓血液、淋巴液等體液在體內循環的器官們；具體來說，包括血管、淋巴管、心臟等。

運動可活化循環器官，使血液、淋巴液的運行順暢。因此可活化脂質代謝、使體脂肪趨於正常，控制血壓、改善胰島素阻抗（insulin resistance，胰島素無法正常運作的狀態）、促進對傳染病等的防禦反應，還能提高抗氧化作用，抑制破壞細胞的活性氧物質，使身體健康。

以上這些作用都和腦血管疾病的預防密切相關。

例如，若能提高脂質代謝、控制血壓，就能改善高血壓與高血脂。若能活化代謝，便可改善胰島素阻抗，可望預防、改善糖尿病。附帶一提，糖尿病也和失智症密切相關。胰島素有調整血糖值的作用，如果胰島素功能不佳，腦神經保護作用就會降低。

運動可改善生活習慣病，預防腦梗塞等腦血管疾病。目前已知，生活習慣病的控制不足是阿茲海默症的主要原因，所以生活習慣病的改善能降低阿茲海默症的風險。

此外，運動能促進血液循環，腦部血液循環改善，氧氣便能到達腦的每個角落，腦部就會充滿活力。對血流量不足的耐受性也會提高，即使因故造成腦血流不足，也比較不會留下傷害。

運動產生ＢＤＮＦ，使腦容量變大

第三，最近的研究證明，**運動能直接作用在腦部，有使腦容量變大的效果**。

運動能促進腦部營養素——ＢＤＮＦ（brain-derivedneurotrophic factor，腦源性神經滋養因子）的分泌。ＢＤＮＦ增加，就會製造出新的神經細胞，細胞也會變大、減少神經細胞的死亡；也會形成突觸，它連結各神經細胞，擔任傳達細胞訊息的角色。總之，運動可使腦容量增加，腦容量增加了，即使有點萎縮，也不容易形成失智症。

尤其在主管記憶的海馬迴周邊，會大量分泌ＢＤＮＦ。阿茲海默症的腦部萎縮是從海馬迴開始，所以容易出現記憶障礙。目前已確定，ＢＤＮＦ大量分泌在海馬迴，有控制海馬迴萎縮的效果。

運動也可望有效抑制阿茲海默症的致病因子——β－澱粉樣蛋白的沉積。即使不是阿茲海默症患者，平常人腦中也有β－澱粉樣蛋白不斷地進行沉積與分解；只是隨年齡增加，及時分解愈來愈難，所以就逐漸累積下來。運動可促進腦啡肽酶（Neprilysin）的分泌，它能分解β－澱粉樣蛋白，也許能使阿茲海默症症狀不易出現。

此外，運動可使去甲腎上腺素（noradrenaline）賦活，它是一種神經傳導物質，是活力的來源，可使腦部活化。活動身體會使心情爽快的理由即在此。去甲腎上腺素的活化，一般認為和憂鬱症症狀的改善有關，而憂鬱症也是失智症也的危險因子之一。

每天累積微小的效果，就會有很大好處

運動不但有益身體，對腦部也很有幫助。

不過，雖然確定運動對腦部有好處，但失智症有各種因素，並非「只要運動就不會得失智症」。

不過，持續長期運動仍可望能控制認知功能的降低、延後失智症症狀的出現。

運動能增進健康、預防疾病，也是能獨立生活、保持活躍的生活方式之關鍵。

年紀愈大，愈容易運動不足。

運動對腦部，對健康，都有益無害。不運動是很危險的。

把運動加入每天的生活中吧！

重點！

運動使身體、腦部充滿活力，
是遠離失智症的關鍵。

GO！從有氧運動中最簡單的「健走運動」開始吧！

推薦對腦部有益的有氧運動

運動不只活化身體，也可望能活化腦部。不過，並不是每種運動都可以。

運動可分為有氧運動和無氧運動。

人體經由呼吸讓氧氣進入體內，然後用氧氣讓脂肪、醣類燃燒，燃燒後產生能量。以此能量來進行的運動，稱為有氧運動。其強度較低的類型，包括踏步運動、健走、腳踏車、有氧體操、太極拳等。有氧運動有促進血液循環、增進健康的效果。運動開始後約二十分鐘，體脂肪燃燒效率會變高；如果想減肥，要持續做二十分鐘以上才會有效。

無氧運動則是高強度的運動，使用能量來源是儲存在肌肉的醣類，不使用氧氣。其中最具代表性的是短跑、嚴格的肌肉訓練、重量訓練等。無氧運動有強化肌肉等效果，另一方面，因為會產生疲勞物質——乳酸，所以無法持續較長時間。

對腦部有益、能增加腦容量的是有氧運動。有美國的研究證實，老年人做一年有氧運動，主管腦部記憶的海馬迴容量約增加了百分之二。而做伸展運動（柔軟體操燃燒的脂肪、醣類很少，不歸類於有氧或無氧運動任何一方。）的老年人則約減少了百分之一・四。海馬迴隨年齡增加而萎縮是自然的現象，並非伸展運動所致，但做有氧運動就能恢復。

有氧運動中，本書所介紹的「步行運動」——踏步運動、健走都很容易實行。走路不需要工具，任何人都可以輕易在生活的空檔中進行，視自己的方便與身體狀況，一次做短短的十～十五分鐘就可以了，對日常生活不會造成負擔。

運動要讓身體感到「有一點吃力」

不過，運動若沒有給身體適度的負擔，就不會有效。慢吞吞地走路，很難達到運動效果。

有效果、有效率的運動，應該要有適度的負擔，亦即**讓身體感到「有一點吃力」，是非常重要的**。但這並不容易拿捏。怎樣的負擔才算適度呢？

要看每分鐘心跳率（脈搏數）。心跳率和身體能承受的負擔有直接關係。首先要知道安靜時的心跳率，用下頁的計算方式設定經由運動所提高的目標心跳率。運動時測量脈搏，達到接近目標心跳率時的強度，就是「適度負擔的運動」。

重點！

運動要有效，就要給身體適度的負擔，亦即讓身體感覺「有一點吃力」的程度。

計算目標心跳率

一分鐘心跳率（脈搏數）測量法
食指、中指、無名指並排放在手腕上，測量脈搏三十秒的跳動次數，再乘以二。

①安靜時心跳率

起床時（或保持安靜休息狀態十分鐘以上）一分鐘的脈搏數	＝	☐

②最大心跳率（心跳率最高值）

- 65歲以下

220－年齡 ＝ ☐

- 65歲以上

207－（年齡×0.7）＝ ☐

③儲備心跳率

②－① ＝ ☐

〔目標心跳率〕

0.7×③＋1 ＝ ☐ （＝1分鐘內的健走心跳速度）

※0.7是感到「有點吃力」的運動強度。如果只是想「讓心情愉快」，乘以0.6就可以了。

進階！同時練習身體和頭腦的認知運動操（cognicise）

重點是腦部也要有適度負擔

但也已確知，MCI的患者很難光憑運動就有效提高認知功能。此外，活化腦部的方法不是只有運動，認知訓練也有效果。

因此，致力預防失智症研究的國立長壽醫療研究中心老年預防醫學研究部在二〇一一年開發了認知運動操「cognicise」。

Cognicise是「cognition」（認知）和「exercise」（運動）組合起來的新詞，目的是**同時進行使用頭腦的認知作業與使用身體的動作作業**（motor task），以有效提升記憶等認知功能。具體方法包括「邊走路（動作作業）邊算加法、減法（認知作業）」、「邊走路（動作作業）邊做文字接龍（認知作業）」等。

許多人會懷疑，加法、文字接龍能訓練腦部嗎？事實上，比起苦思難題，連續處理計算、文字接龍等簡單的問題更能活化腦部。

不過，就像給予身體適度負擔才能得到運動效果，活化腦部也需要適度的負荷。「1＋1」這種完全不需思考，靠自動反應就能得到答案的問題，不會給腦袋任何負擔。就像運動要達到目標心跳率才有效，認知作業也要讓腦部覺得「有一點吃力」才行。雖然認知作業的問題以要能順暢回答、不需苦思為原則，但最好也加入一些可能答錯或不太好回答的問題（具體的認知作業例子請見第四章）。

重點！

給予身體和腦部適度的負擔，更能提高認知功能！

「認知運動操」能輕鬆持續、有效提高認知功能

實驗證實！認知運動操已確認能提高認知功能

二〇一一年，為了驗證認知運動操的效果，日本國立長壽醫療研究中心與愛知縣大府市共同進行研究。

把一百名罹患MCI的老年人分為兩組，一組「參加運動教室」，一組「聽講座」，一年後做比較。

運動教室一週兩次，一次九十分鐘。內容包括「踏步運動＋文字接龍（請參考九十五頁）」、「健走＋俳句（請參考一一三頁）、「繩梯訓練」（Ladder Training，請參考一三〇頁）等。繩梯訓練是以固定模式踩踏正確的步伐，屬認知作業。認知運動操的內容因應不同對象，方法、難易度也有所不同。健康講座則是一年三次，講授照護、預防疾病等相關知識。

半年後與一年後，調查兩組的認知功能與海馬迴萎縮程度，得到超乎預期的結果。

參加運動教室那一組，整體認知功能低下獲得控制，記憶力、說話能力、整體認知功能上升。整個腦部與海馬迴的萎縮也確定獲得控制。

當然，藉由運動，運動組攝取氧氣的有氧能力、體力都提升了，日常生活的活動量也增加了。

二〇一三年針對罹患ＭＣＩ的三〇八名老人進行同樣的調查，也得到相同的結果（請見第六十六頁效果驗證的圖表）。

運動與認知作業同時進行能提高認知功能，已獲得事實證明。

認知運動操效果驗證

實施：2013年
對象：罹患MCI的三〇八名老人（一五四人參加運動課程，一五四人參加健康講座）
期間：運動課程十個月（九十分鐘，每週一次），健康講座（一年三次）
場所：社區中心

◆整體認知功能

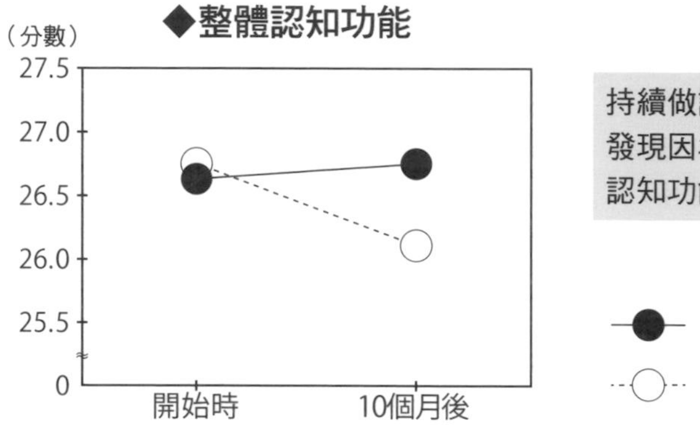

持續做認知運動操者，未發現因年齡增加而整體認知功能降低的情況。

◆記憶的檢驗

持續做認知運動操的人，比起未做的人，記憶力有所改善

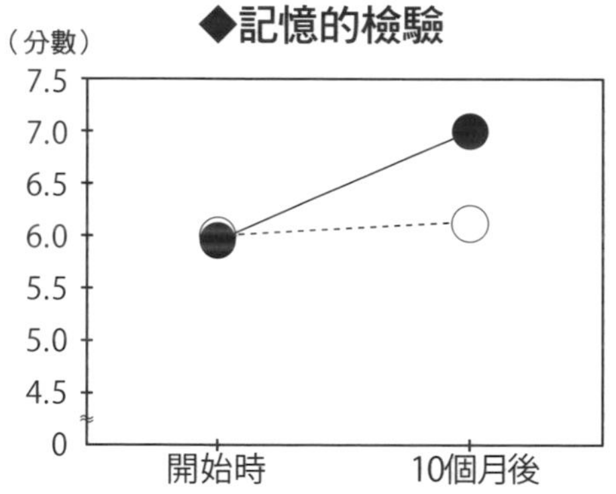

◆海馬迴周邊的萎縮程度

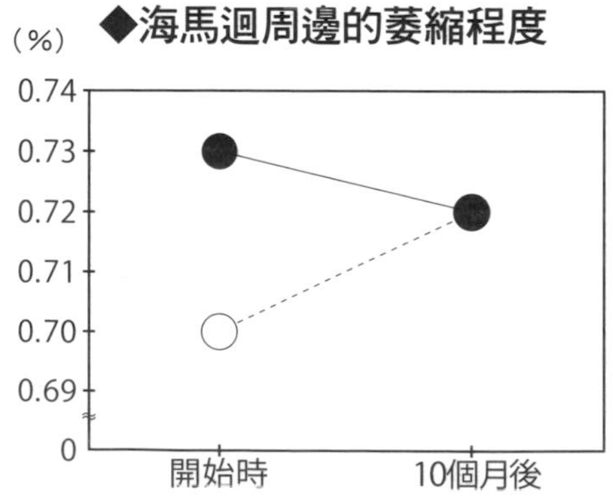

持續做認知運動操的人，海馬迴周邊的萎縮程度獲得控制，未做者則可發現隨年齡增加而萎縮的現象。

邊用腦邊運動，腦部能得到更多刺激

同時使用身體與腦的認知運動操，已證實可能有預防失智症的效果。從前人的研究中也可知，有氧運動能有效預防失智症的可能性很高。

這是否表示認知運動操改善認知功能的效果，比「單純運動」高？目前還沒有「單純運動組」與「認知運動操組」的比較研究，所以沒有科學上的證據證明「運動與認知作業共同進行，比光運動有效」。不過，有許多先行研究驗證了罹患 MCI 的老年人的運動效果，證明認知運動操可改善記憶力等能力，而那些是很難以光憑運動就恢復的能力。

也有動物研究暗示，比起「單純運動」，「同時進行運動與認知訓練的認知運動操」對預防失智症的效果較佳。研究者將老鼠分成兩組，一組養在一般籠子裡，一組的籠中有遊戲器具。研究兩組老鼠的腦部後發現，比起在一般籠子裡活動身體的老鼠，一邊用遊戲器具學習（遊戲）一邊活動身體的老鼠，阿茲海默症致病物質「β—澱粉樣蛋白」的沉積明顯獲得控制，腦部的營養素「BDNF」也分泌較多。

這項研究結果暗示，**一邊玩耍、學習，一邊運動，對腦部有更好的影響。**

因為一舉兩得，所以容易持續

認知運動操的「樂趣」，也是本書推薦的原因之一。走路雖然是很簡單方便的有氧運動，但缺點就是容易膩。一邊做簡單的計算或單人文字接龍，一邊走路，會比較有趣。不感到厭煩，就會持續下去。

容易養成習慣也可說是好處之一。

有氧運動、認知訓練都能活化腦部。如果持續進行，效果是可以期待的。但運動一小時、腦部訓練一小時是相當累人的，也很花時間；負擔太重，就很難持續。而且，也不太可能會有人對著書桌，想著「為預防失智症，現在來做文字接龍吧」……。

認知運動操同時兼顧運動與認知訓練，一舉兩得。比分別做運動與認知訓練，時間少了一半，也可藉由養成運動習慣，讓認知訓練也成為習慣。

重點！

愉快地持續做認知運動操，打造不容易患失智症的腦。

為了讓腦部認知功能不易衰退，五十歲起每天都做認知運動操吧！

無論幾歲都可以做認知運動操

為了身體與腦部的健康，最好每天都運動。運動還能預防生活習慣病，它是失智症的風險之一。

我推薦認知運動操，因為它可望能更有效率地維持、恢復腦部功能。尤其**五十歲開始一定要做！**如前述，阿茲海默症的致病物質「β—澱粉樣蛋白」很有可能從五十歲就開始沉積，使認知功能逐漸衰退，即使自己並未發覺。

比起一般運動，認知運動操的強度相對較低，老年人也不會覺得困難。就算已經八、九十歲，也可視自己的體力狀況進行。如果你有高齡的父母，不妨建議他們做認知運動操。

五十、六十歲健康的人也請參考本書

那麼，認知運動操該怎麼做呢？

本書第四章「試試去做運動吧」中，會介紹開始做認知運動操時的重點和注意事項，以及步行運動——「踏步認知運動操」、「認知健走」、「肌肉訓練認知運動操」等，結合運動與認知作業的各種項目。

如果你屬於五十歲、六十歲年齡層，不擔心記憶力降低等認知功能，也沒有高血壓、心臟病、骨質疏鬆症等，**請以本書為基礎來做認知運動操**。

有老毛病或狀況不佳者，請和家庭醫生或專科醫生討論「要做什麼運動、做到什麼程度」，在不勉強的範圍內持續進行。

想接受教導的人請找專家

參考本書，自己一個人也可以做，但接受專家指導，比較會知道如何運動才會有效果。

現在，認知運動操已是傳遍日本的預防失智症有效方法。開設認知運動操課程的民營健身房（其中也有醫療健身房）也愈來愈多，也有舞蹈教室開設引進認知作業的社交舞課程。這些課程大部分都限制要六十歲以上才能參加，但也有些地方自治單位會聘請專家開設認知運動操講座、教室。如果想接受專家指導，請詢問附近的健身房或地方政府。

也可以更進一步，以認知運動操的教練為目標。我擔任的國立長壽醫療研究中心（愛知縣大府市）在二〇一五年十一月開始培訓認知運動操指導員。想當指導員或想正式學習認知運動操的人都可以去看看培訓場所，考慮要不要受訓。不只能學習認知運動操的指導法，也可以學到失智症與運動的風險管理。

老年人可諮詢地區綜合支援中心

擔心認知功能退化的人、覺得身體衰退的老人，做由專家進行風險管理的運動就可以安心。

愛知縣和神奈川縣都有地方自治單位引進認知運動操，做為預防醫學事業的一環；日間照護中心、復健設施、地區的社區中心等也開設了認知運動操課程。一般認為，今後導入認知運動操的地方會愈來愈多。到地區綜合支援中心、各自治單位問問看有沒有認知運動操教室吧！

重點！

參考本書自己做也可以！到教室接受專家指導也可以！

第4章

試試來做
6種走路運動吧！

如何運動，才會安全又有效

運動前該注意的十件事

如果在肌肉僵硬酸痛的狀態下勉強運動，可能會導致肌肉、關節受傷。為了使運動安全、有效，要先確認以下十個重點和注意事項。

第1條 配合身體狀況，不要勉強

本書介紹了各種運動項目，如果勉強自己「這種也做、那種也做」，讓身體受傷的話，就會對運動感到厭煩，無法持續下去。一開始不要全部都想做，要**配合自己的身體狀況和體力**，一點一點地逐漸增加運動量。

第2條 運動前要先伸展身體

如果在身體僵硬的狀態下運動，會增加肌肉等的負擔，也可能因失去平衡而跌倒。最好先做兼具熱身效果的伸展操，**放鬆身體後再運動**。

第3條 補充水分

做容易出汗的運動時，要準備水或運動飲料，**小心脫水**。尤其在會大量流汗的夏季運動或健走時，不要忘了勤補水。

第4條 運動時若感覺疼痛，應立刻停止

身體若有疼痛的感覺，就停止運動吧！疼痛是身體發出的危險訊號，如果勉強繼續運動，會損害身體組織。負擔也很有可能加在疼痛感較輕的部位。若感覺疼痛，請暫時停止運動。

第5條 小心跌倒

有的運動需要靠單腳保持平衡。覺得站不太穩時，扶著椅背或其他東西，**避免跌倒**。

第6條 運動時不要停止呼吸

如果埋頭運動，往往會不知不覺停止呼吸。停止呼吸，血壓就會上升。試著在放鬆的狀態下**自然地持續呼吸吧！**

第7條　運動要讓身體感到「有一點吃力」

如果運動對身體完全沒有負擔，就不太可能有效果。為了要有適度的負擔，請計算目標心跳率（參考六十一頁），**以此為標準來運動，讓身體感到「有一點吃力」**。

第8條　做兩種以上的運動

本書介紹了踏步認知運動操、認知健走、肌肉訓練認知運動操等，不同的運動內容有不同的效果，**多做幾種**，身體不同部位都能得到均衡的鍛鍊。平日做兩種以上的認知作業，讓腦的各個部位都能活動。

第9條　熟練之後，就進行下一道認知作業

認知作業做得很熟練之後，不經思考就能夠自動解答。如此一來，腦部就沒有得到了。**當問題都能夠流利地解答時，就換一道題吧！**

第10條　持續下去很重要

認知運動操要持續做，才可能出現效果。如果半途而廢，身體、腦部都會衰退。設法在生活中定下運動時間，和伴侶、朋友一起做，持續運動吧！

這個時候別運動

身體狀況不好、血壓在一百八十毫米汞柱以上時運動，是相當危險的。這種時候不要勉強運動，好好休養吧！此外，有生活習慣病、心臟病、骨質疏鬆症、疼痛、發炎的情況時，請和家庭醫生討論後再開始運動。

重點！

不要勉強運動。

養成每天運動的習慣，持續下去，是非常重要的。

運動前要先伸展，放鬆身體

身體如果不活動，肌肉、肌腱、關節就會變得僵硬。僵硬的肌肉收縮時會壓迫到血管，使血液循環惡化，也是造成肩膀酸痛的原因。

若在身體僵硬的狀態下運動，還會造成肌肉、肌腱等過度負擔，容易受傷。所以，運動前要先伸展，拉長肌肉、肌腱等，讓肌肉放鬆、增加柔軟度，擴展關節可動域（關節活動範圍），讓身體方便活動，肌肉、關節、肌腱不致負擔過重，才不容易受傷。雖然伸展並不是非做不可，但為了安全，讓身體柔軟度增加之後再運動比較好。

重點！

為避免受傷，要做伸展運動，放鬆僵硬的肌肉和肌腱！

腿後側的伸展運動

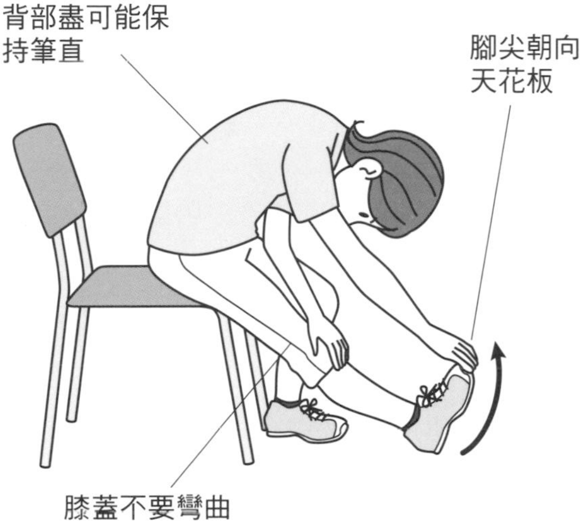
背部盡可能保
持筆直
腳尖朝向
天花板
膝蓋不要彎曲

❶淺坐在椅子上。右腳向前伸直，左手放在右膝上。

❷背部不要彎曲，上半身慢慢向前傾，腳尖朝向天花板。

❸右手向腳尖方向伸直（能搆到腳尖即可）十秒，接著換另一側，用同樣的方法再做一次。

腿前側的伸展運動

❶拿一張有椅背的椅子，放在身體左側。

❷左手抓住椅背，右手放在腰上。左腳向前，右腳大步向後伸出十秒。接著換另一側，用同樣的方法再做一次。

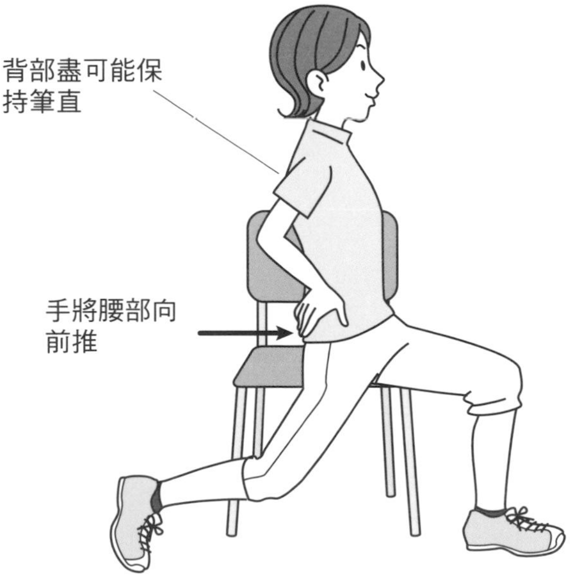
背部盡可能保
持筆直
手將腰部向
前推

阿基里斯腱的伸展運動

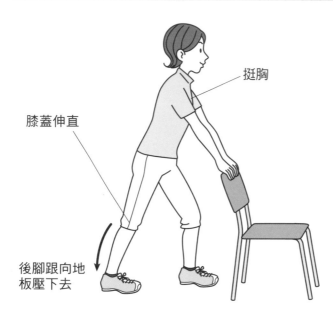

❶雙手抓住椅背，雙腳前後打開，挺起胸膛。

❷後腳跟向地板壓下去，伸展阿基里斯腱十秒。

❸接著換另一側，用同樣的方法再做一次。

臀部周圍的伸展運動

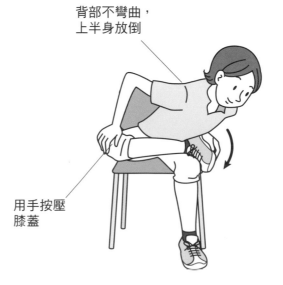

❶坐在椅子上，把右腳踝放在左大腿上。

❷右手放在右膝上，左手抓住右腳跟。

❸背部保持不彎曲，上半身向右腳尖方向放倒十秒。

❹接著換另一側，用同樣的方法再做一次。

放鬆上半身的伸展運動

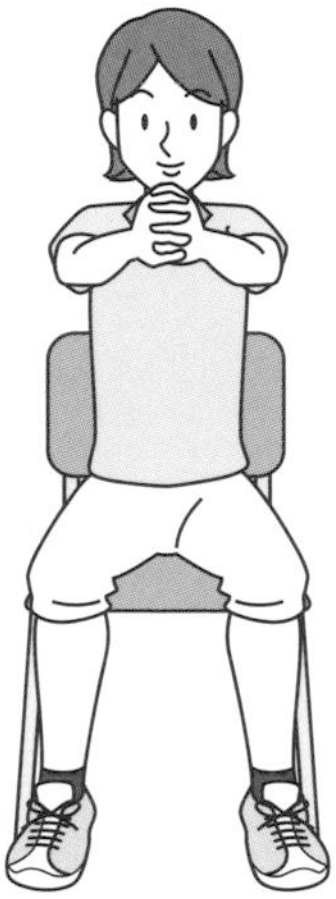

1 淺坐在椅子上，兩手在胸前交叉。

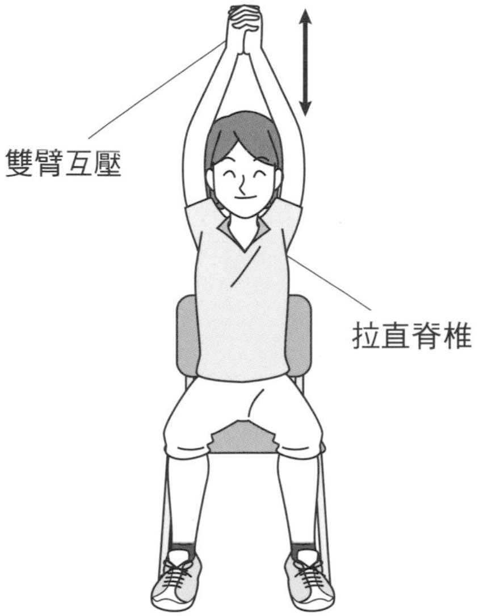
雙臂互壓
拉直脊椎

2 雙臂用力互壓，同時雙臂慢慢向上拉直，再慢慢回到胸前。

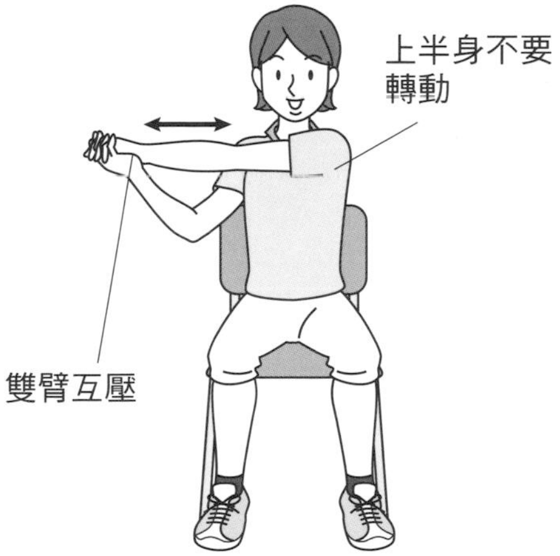
上半身不要
轉動
雙臂互壓

3 雙臂用力互壓，同時慢慢將手臂向右側拉直，再慢慢回到原位。左側也做相同動作。注意上半身不要轉動。

雙臂互壓
背部不要彎曲

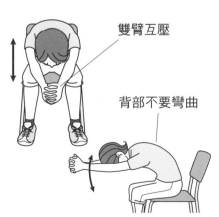

4 雙臂用力互壓，同時慢慢將手臂和上半身向下倒，再慢慢回到原位。

訓練I

GO！「踏步」認知運動操

步行運動中的「踏步」，在家中也能輕易實行。如果和計算、文字接龍等認知作業結合，踏步保證會變得更有趣。一次做十～十五分鐘，快樂地持續下去吧！大腿抬高時，身體的負擔會比較大。

基本編

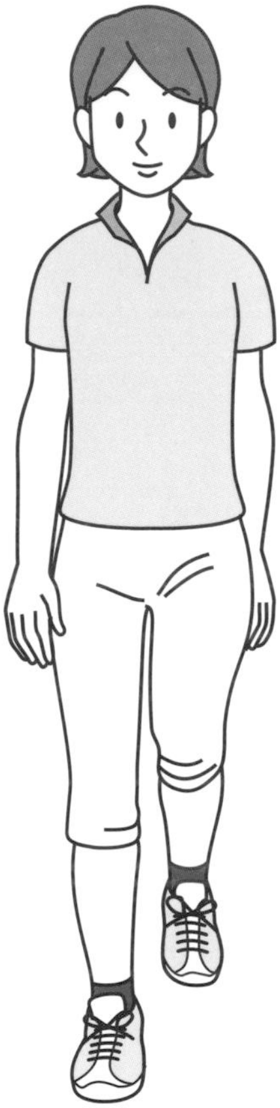

重點

- 背部挺直，以固定的節奏踏步
- 熟練以後，加快踏步速度

應用編

1. 踏步＋拍手

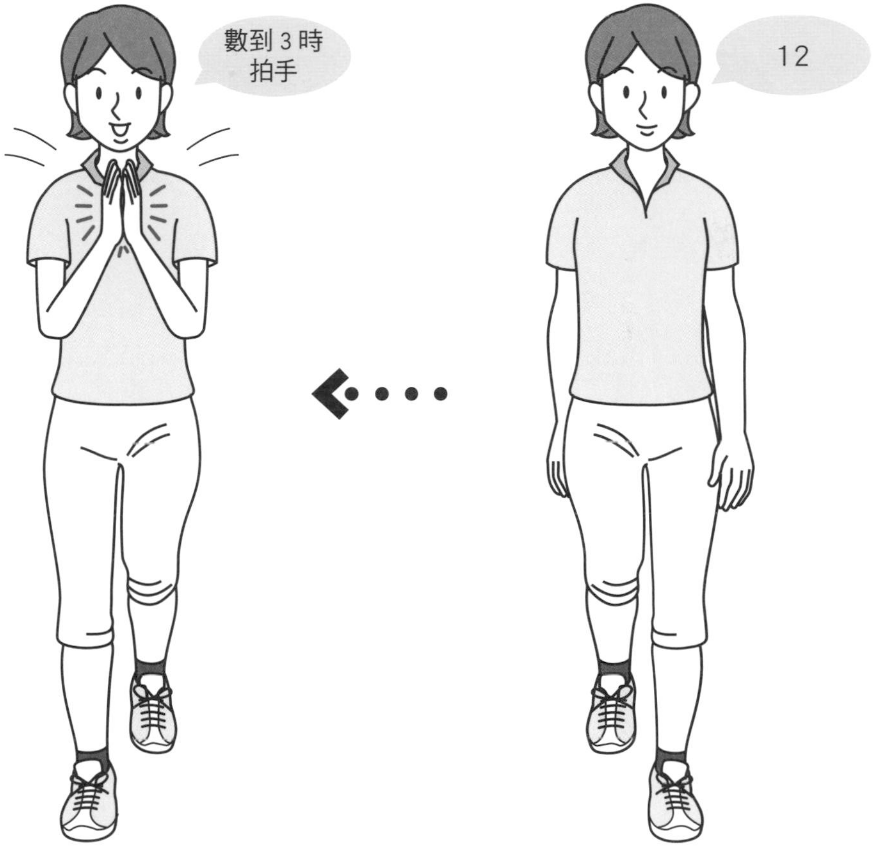

・在3的倍數時拍手

數到3、6等3的倍數時，不要數出數字，以拍手代替。從100倒數回來時也一樣。也可以試試在4、5或其他數字的倍數時拍手。

・計數

以固定節奏踏步，同時從1數到100（再從100數到1）。

2. 踏步＋停止

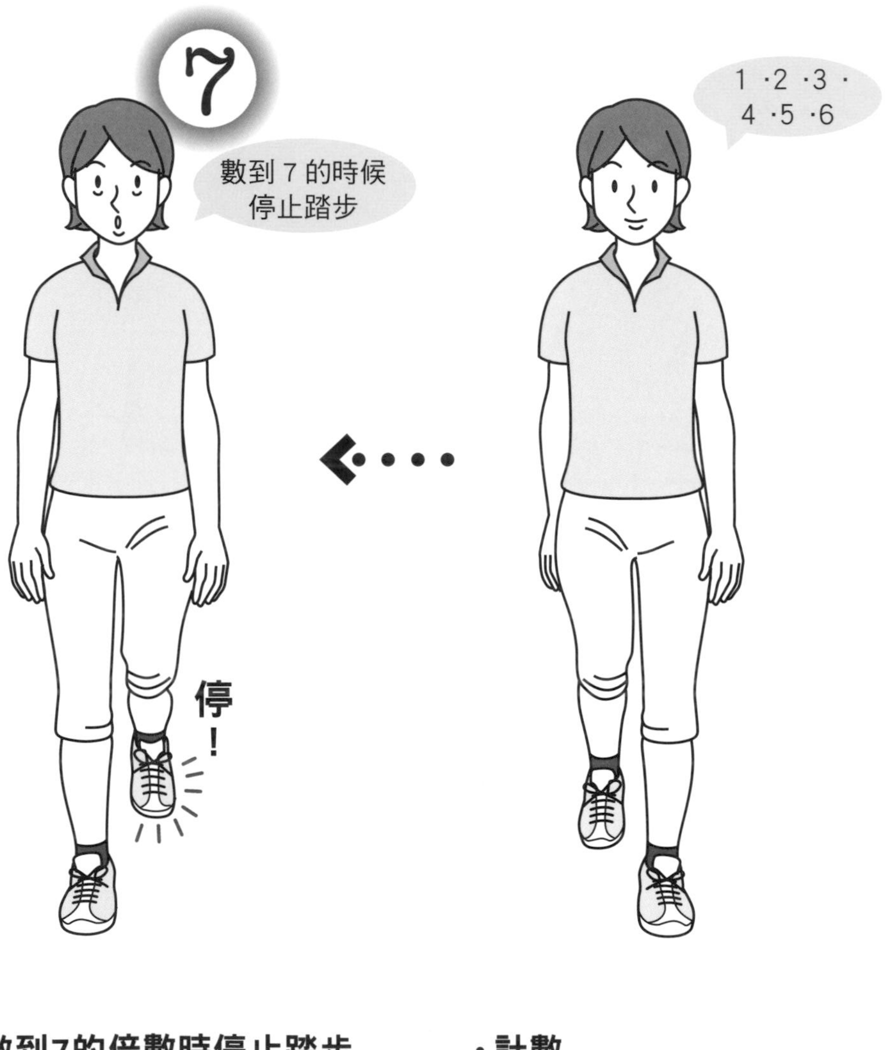

·數到7的倍數時停止踏步

數到7、14等7的倍數時停止踏步一秒。倒數時也一樣。也可以試試在5或其他倍數時停止。

·計數

以固定的節奏踏步，同時從1數到100（再從100數回到1）。

3. 踏步＋計算

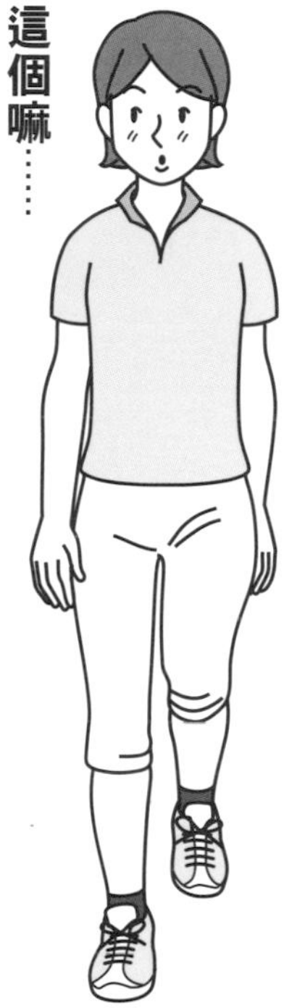

・加法、減法

以固定的節奏踏步，同時做〔從1開始往上加3〕、〔從100開始往下減3〕的計算。也可以試試往上加5或從120開始往下減4等等。

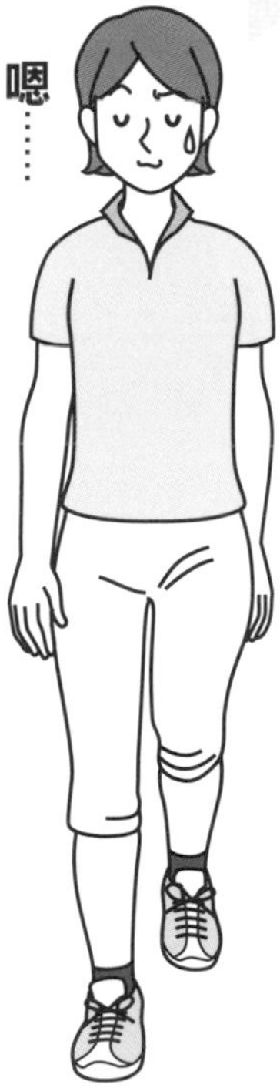

・兩項加、減法

以固定的節奏踏步，同時〔從1開始做3、6交替的加法〕、〔從100開始做4、7交替的減法〕。熟練之後，可以試著增至三項，如〔3、7、5交替的加法〕等。

4. 踏步＋舉出名稱

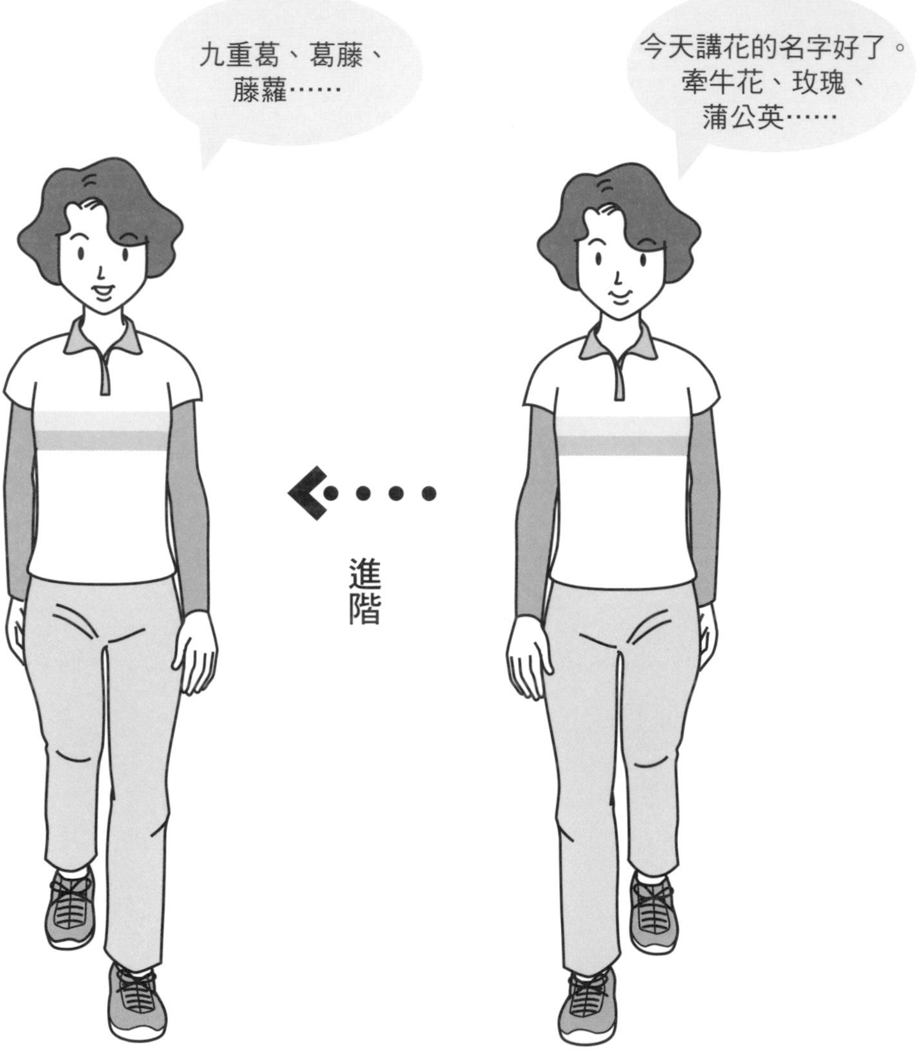

・決定主題，做文字接龍。

決定主題是「花」、「魚」或「山」等等，做文字接龍。

・決定主題，列舉名稱

決定主題是「花」、「魚」或「山」等等，舉出主題的名稱，愈多愈好。

5. 踏步＋回憶昨日

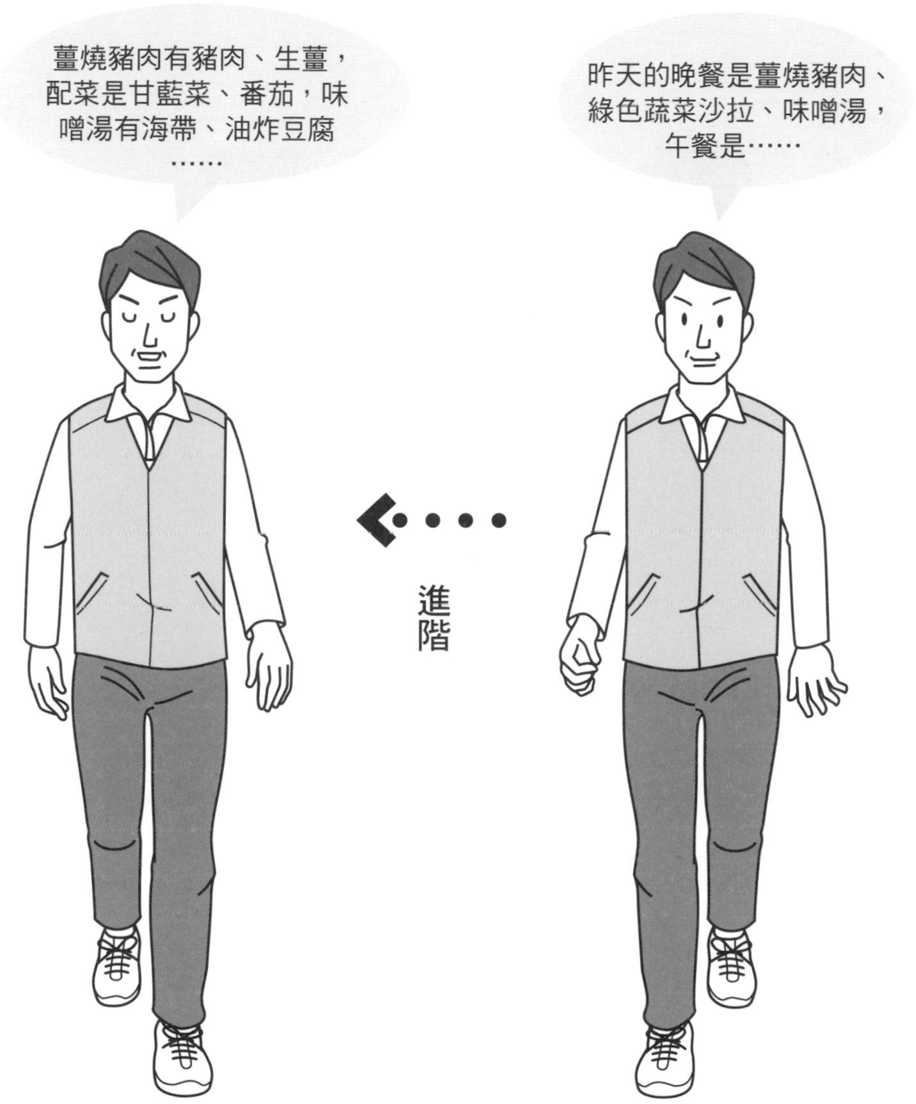

・回想昨天吃的食材

想起昨天的菜單後，將吃下的食材（菜單所使用的材料）全部列舉出來。

・回想昨天吃什麼

回想昨天一整天中，早餐、午餐、晚餐、點心吃了什麼，列舉出來。。

6. 踏步＋唱歌＋拍手

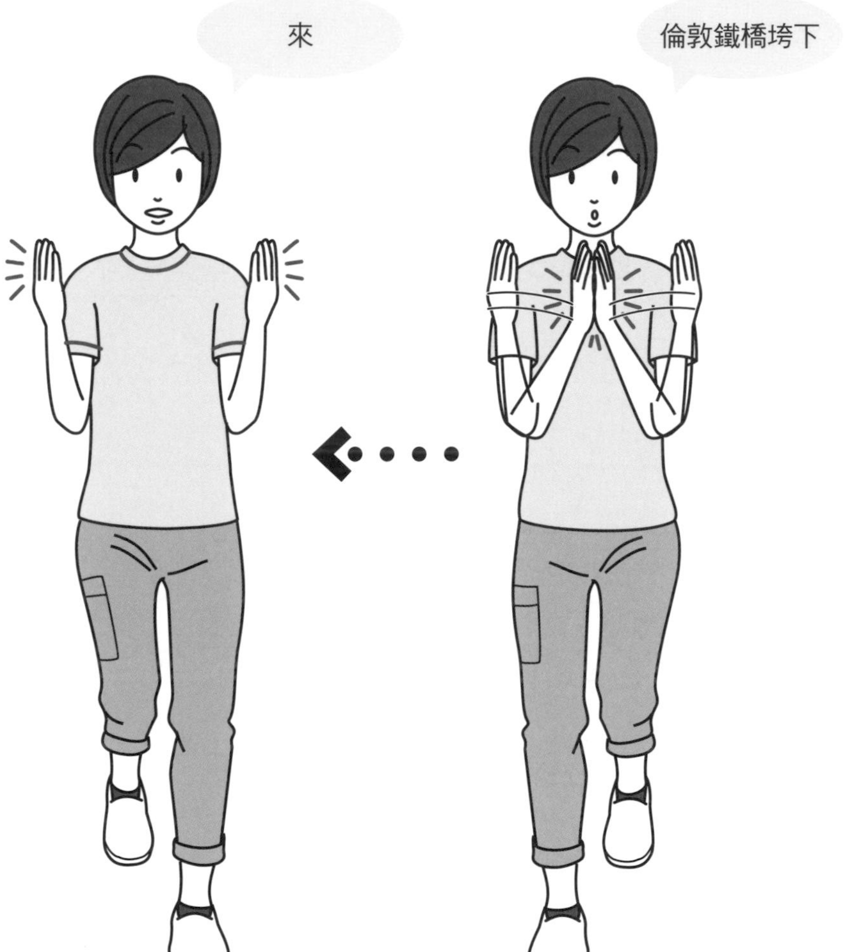

・唱兒歌「倫敦鐵橋」，唱到「來」的時候，停止拍手。

邊踏步、用手打拍子，邊唱兒歌「倫敦鐵橋」。歌詞唱到「來」的時候，停止拍手。但要注意，不要因手的影響而停止踏步。可以選任何自己喜歡的歌。光是牢記歌詞與曲調，就可以活化腦部。

番外篇
兩人以上的踏步＋文字接龍

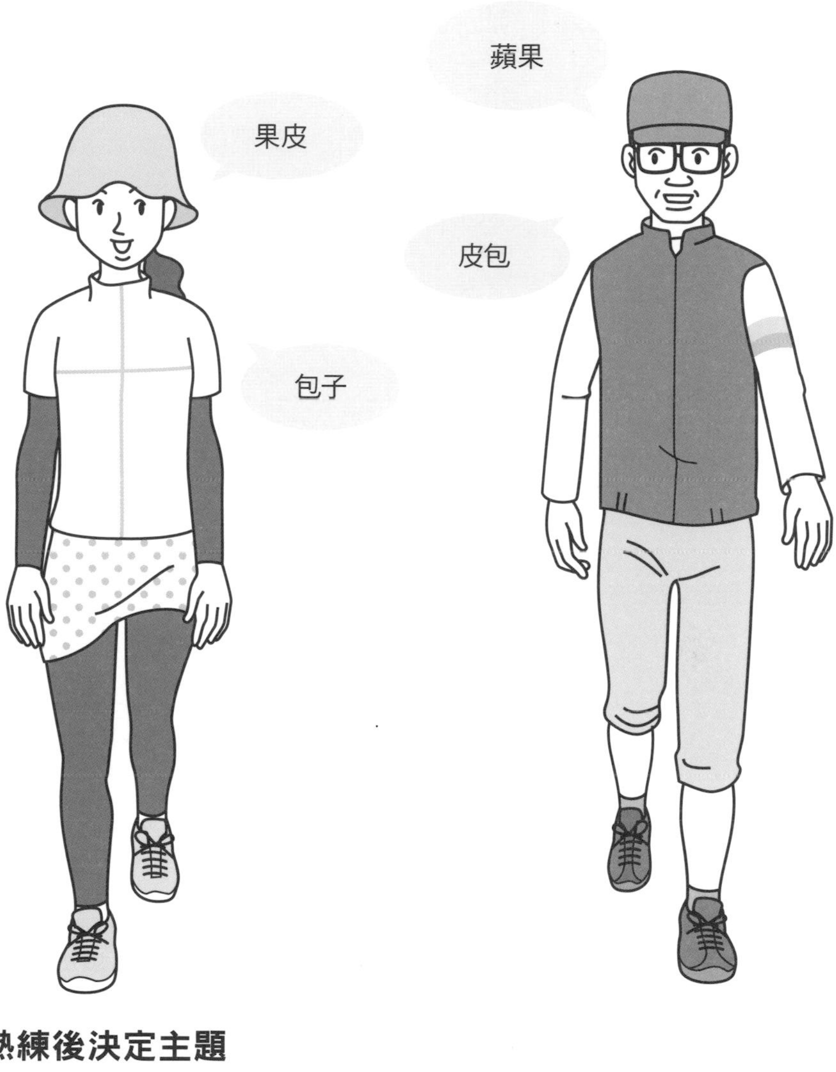

・熟練後決定主題

兩人並排站（三人以上就圍成一圈），以固定的節奏踏步，同時做文字接龍。熟練之後，可以用「花」、「三個字的詞」為主題做文字接龍。

訓練Ⅱ

「踏步＋跨步」認知運動操

這是踏步的進階版。腳前後左右跨步，同時踏步。可以用自己的方式跨步。只要記得跨步，就能刺激腦部。將各種跨步與認知作業編在一起，一次大致做十～十五分鐘。

基本篇

1. 向右、向左跨步

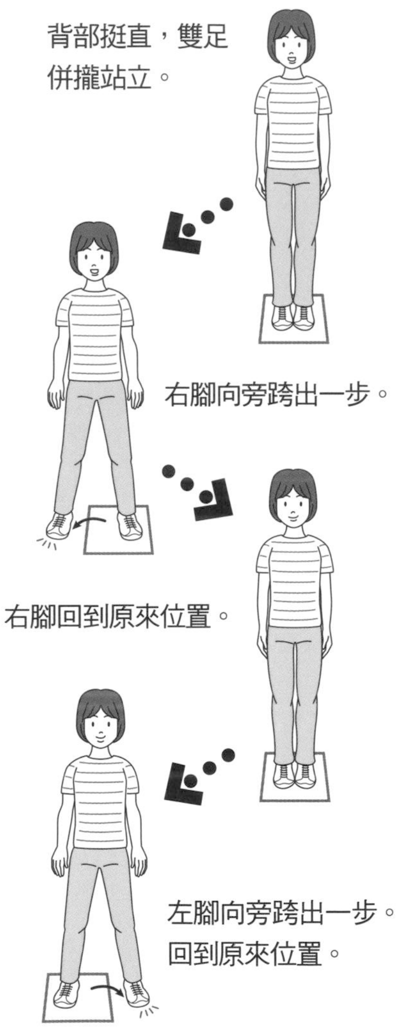
背部挺直，雙足併攏站立。
右腳向旁跨出一步。
右腳回到原來位置。
左腳向旁跨出一步。回到原來位置。

重點

- 腳盡可能大步向旁邊跨出。
- 跨步的節奏要穩定。

2. 右前、左前跨步

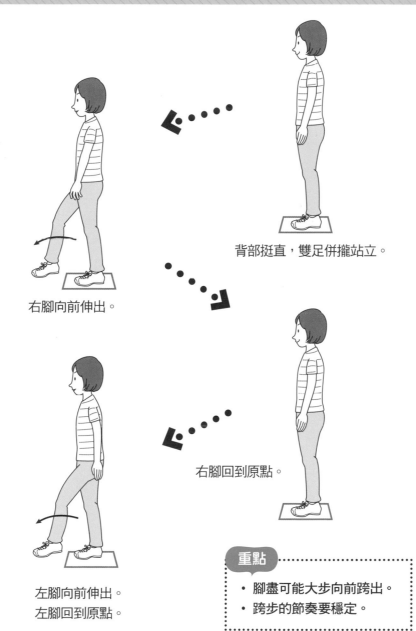

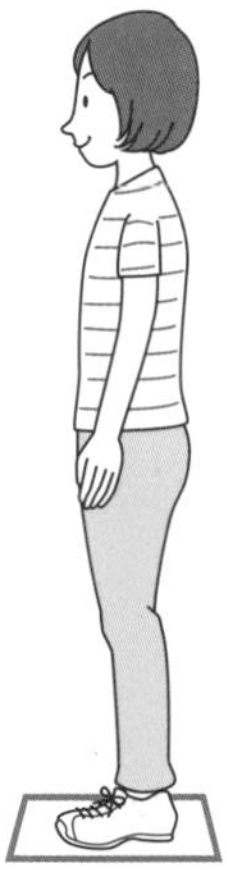

背部挺直，雙足併攏站立。

右腳向前伸出。

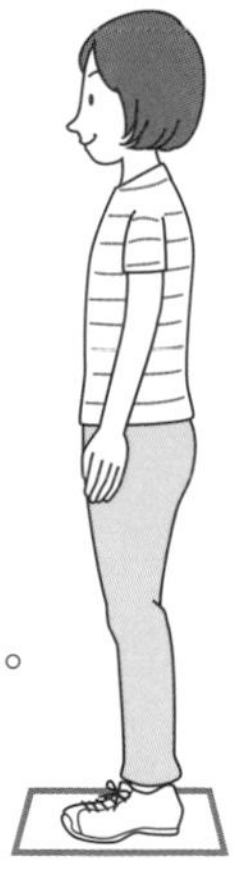

右腳回到原點。

左腳向前伸出。
左腳回到原點。

重點

- 腳盡可能大步向前跨出。
- 跨步的節奏要穩定。

應用篇

1. 基本跨步＋計算

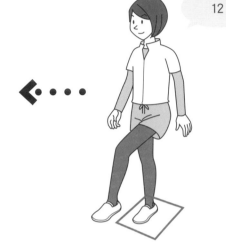

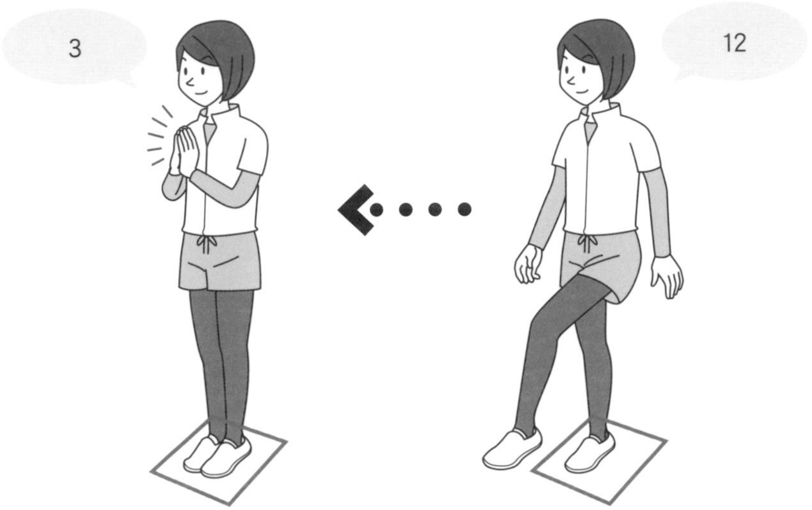

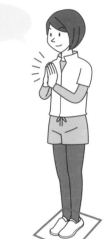

・在3的倍數時拍手

從1數到100（然後從100數到1），同時反覆做基本跨步（右側、左側、右前、左前），數到3的倍數時拍手。也可以試試在數到5、7或其他數字的倍數時拍手。

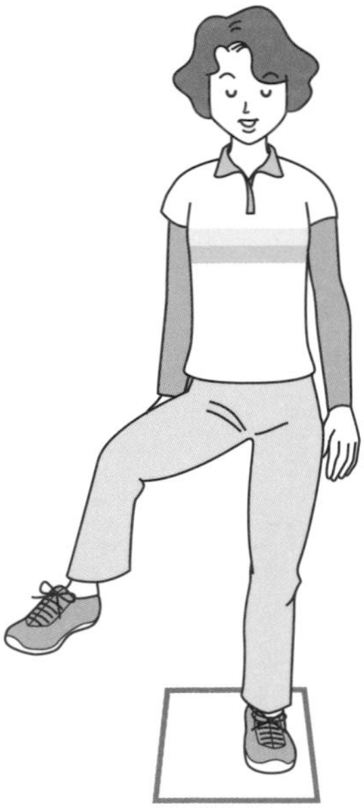

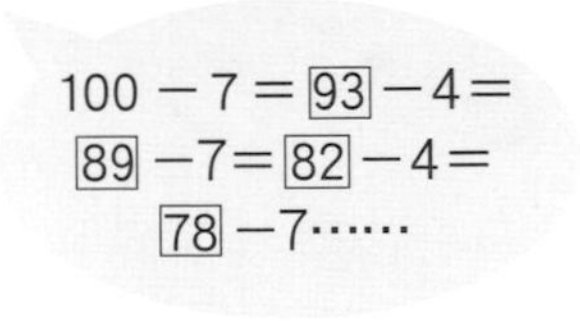

・加法、減法

一邊反覆做基本跨步（右側、左側、右前、左前），一邊〔從1開始往上加3〕、〔從100開始往下減5〕。熟練以後，換成〔一次加3，一次加5〕、〔一次減7，一次減4〕兩種計算方式。

2. 基本跨步＋文字接龍

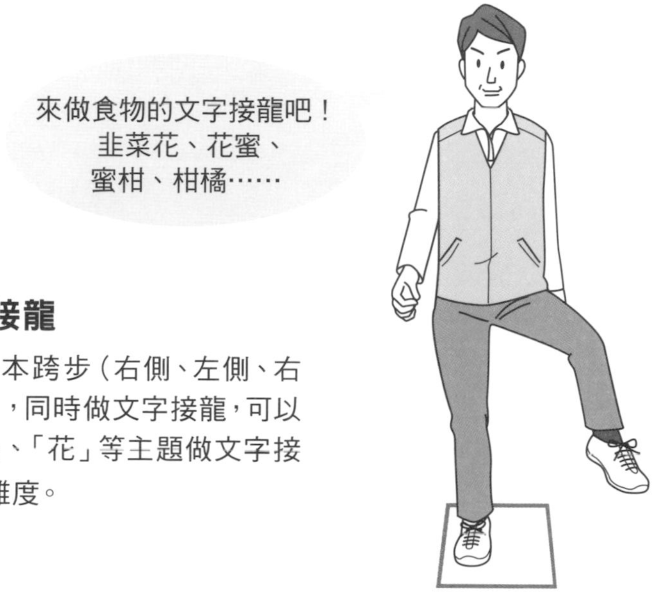
來做食物的文字接龍吧！
韭菜花、花蜜、
蜜柑、柑橘……

・文字接龍

反覆做基本跨步（右側、左側、右前、左前），同時做文字接龍，可以用「食物」、「花」等主題做文字接龍，提升難度。

3. 基本跨步＋回憶昨日

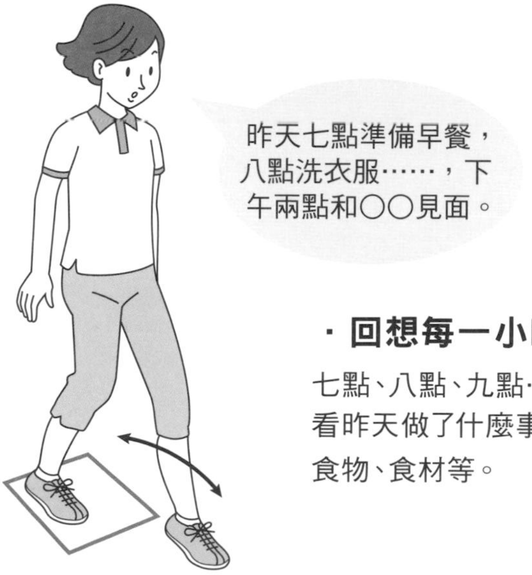
昨天七點準備早餐，
八點洗衣服……，下
午兩點和〇〇見面。

・回想每一小時做了什麼

七點、八點、九點……以一小時為單位，想想看昨天做了什麼事。也可以回想昨天所吃的食物、食材等。

4. 改變步驟：右前、左前、左側

・計算

牢記步驟。反覆跨步，同時〔從1開始往上加3〕、〔從100開始往下減4〕。也可以試試往上加5或往下減7等。

1

右腳向前跨出，再回原位。

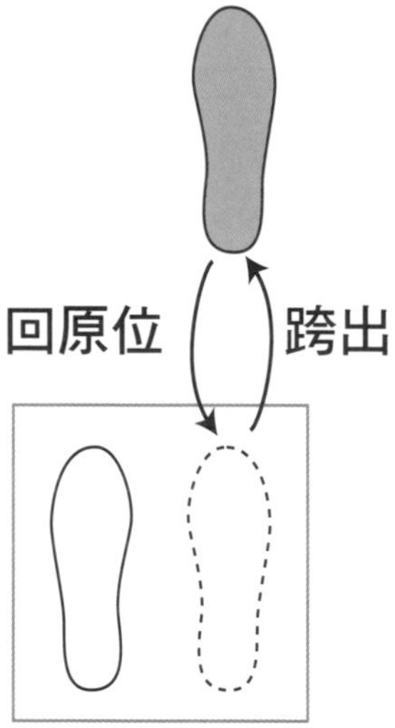

2

左腳向前跨出，再回原位。

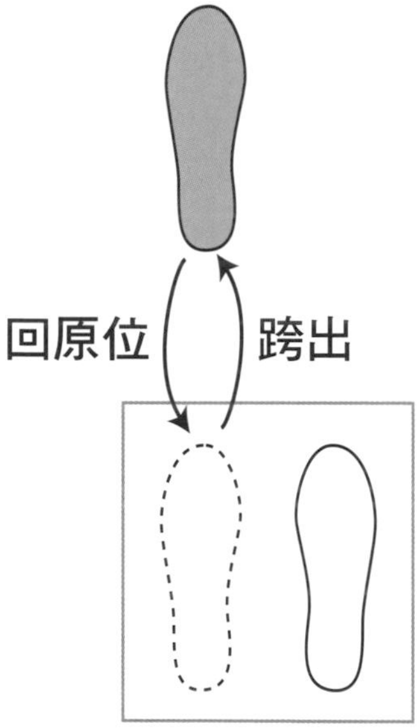

3

左腳向旁邊跨出，再回原位。

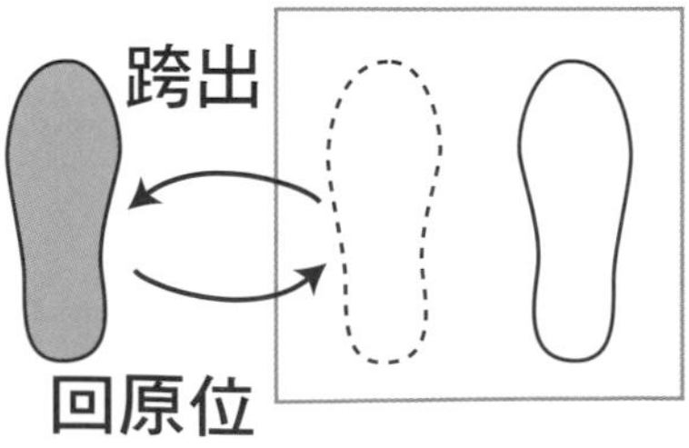

5. 改變步驟：左前、右後、右側

・數到3的倍數時拍手

牢記步驟。反覆跨步，同時從1數到100（再從100數到1），數到3的倍數時拍手，也可以試試在數到5或其他數字的倍數時拍手。

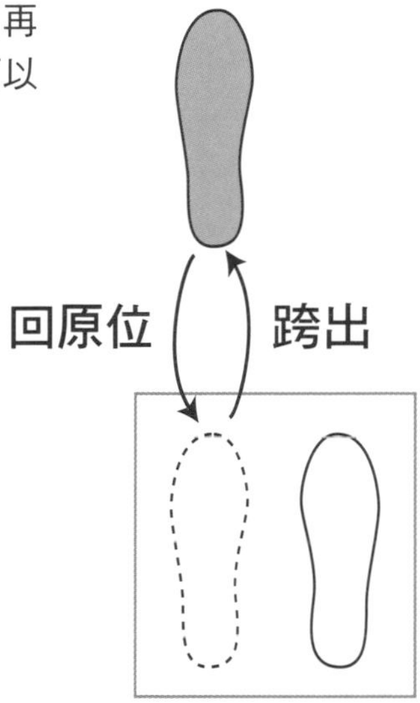

1 左腳向前跨出，再回原位。

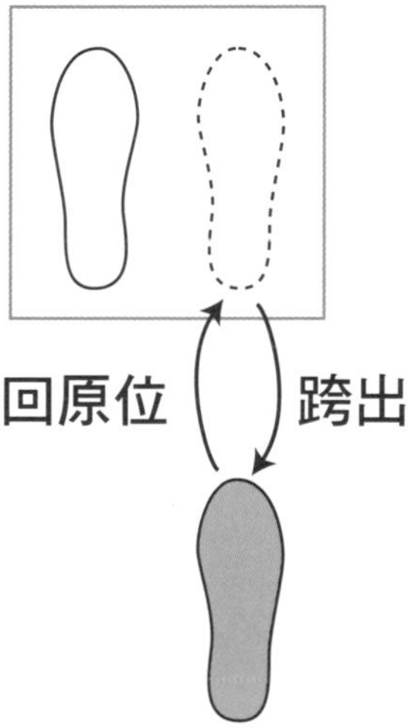

2 右腳向後跨出，再回原位。

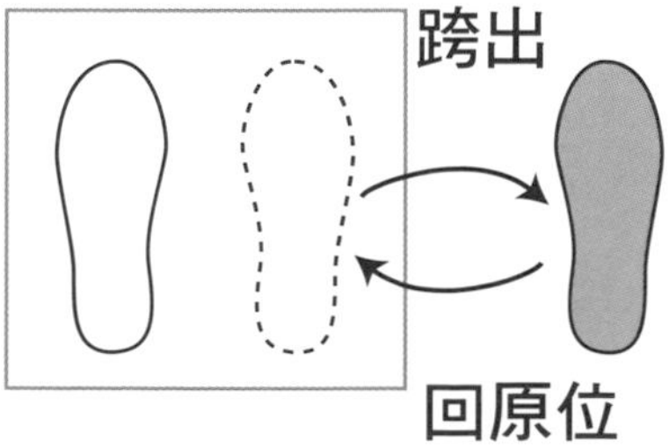

3 右腳向旁邊跨出，再回原位。

6. 改變步驟：右側、右後、左側、左後

1

右腳向旁邊跨出，再回原位。

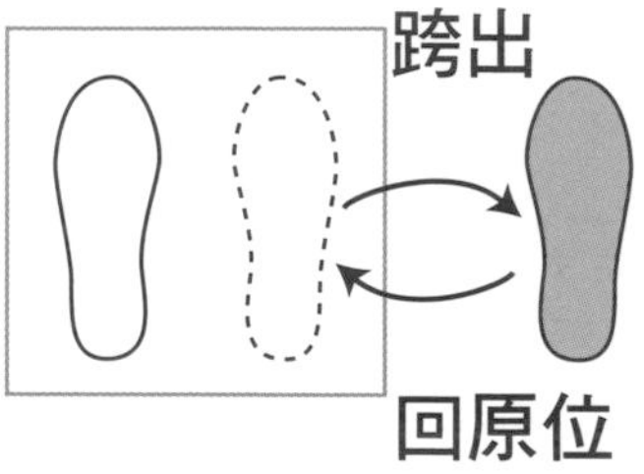

2

右腳向後跨出，再回原位。

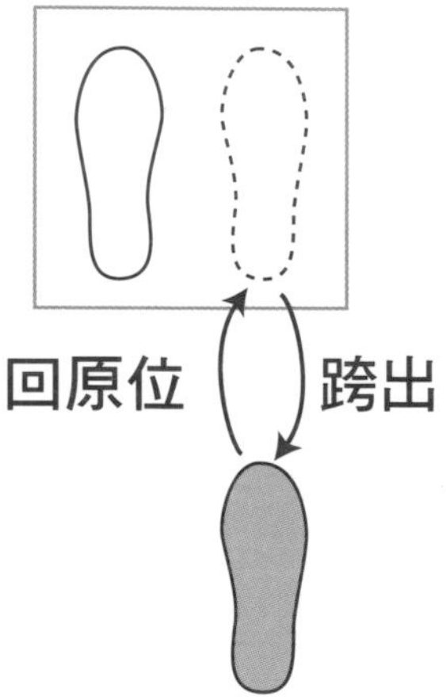

3

左腳向旁邊跨出，再回原位。

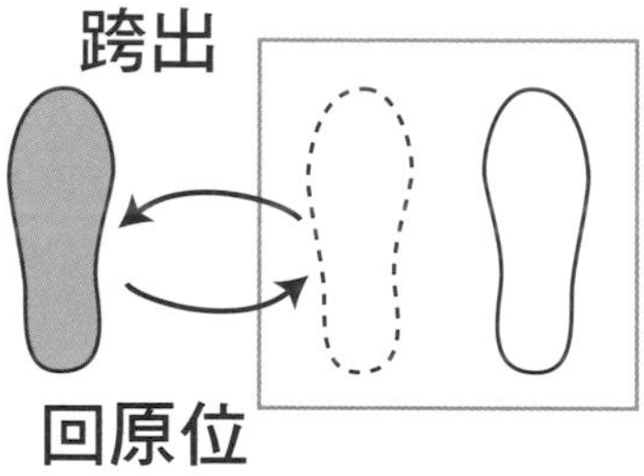

4

左腳向後跨出，再回原位。

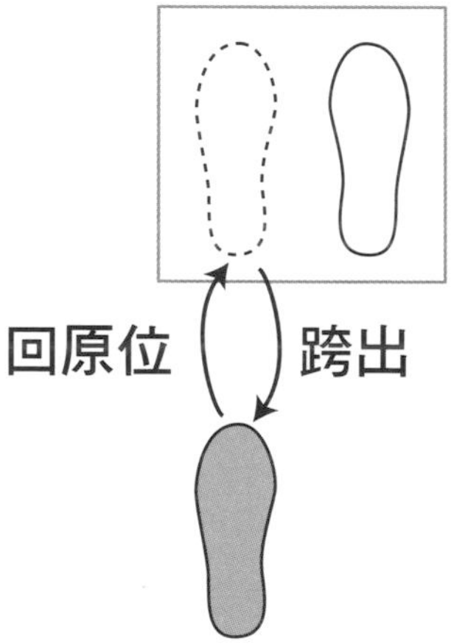

· 列舉名稱

牢記步驟。反覆跨步，同時盡量舉出開頭是「木」的詞，例如木瓜、木屑、木頭、木板、木馬等。

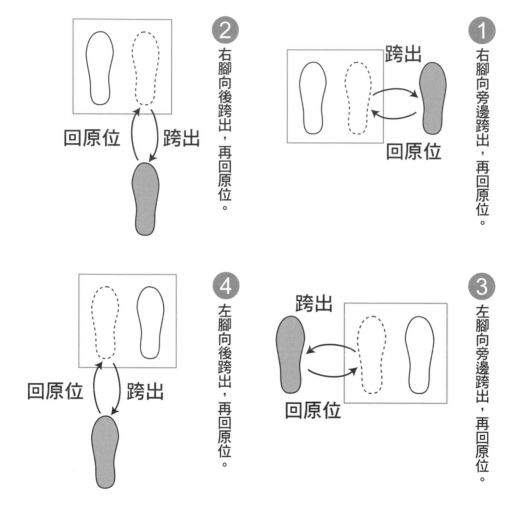

7. 改變步驟：左側、右前、左後、右側

1 左腳向旁邊跨出，再回原位。

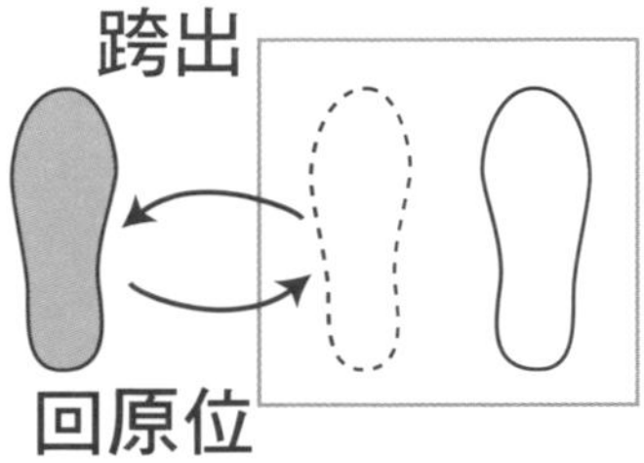

2 右腳向前跨出，再回原位。

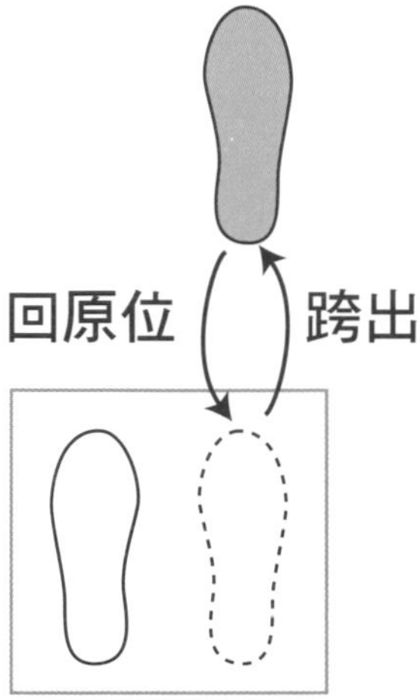

3 左腳向後跨出，再回原位。

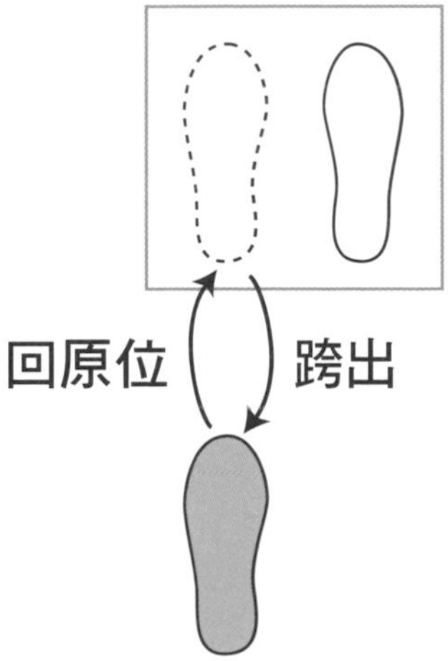

4 左腳向旁邊跨出，再回原位。

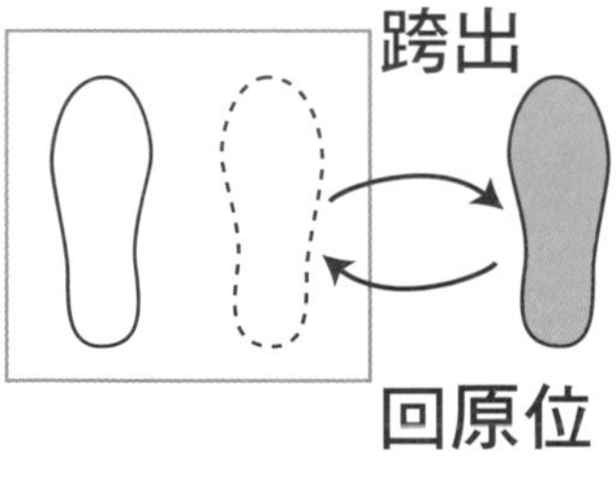

・數到5的倍數時拍手

牢記步驟。反覆跨步，同時從1數到100（再從100數到1），數到5的倍數時拍手，也可以試試在數到3、7或其他數字的倍數時拍手。

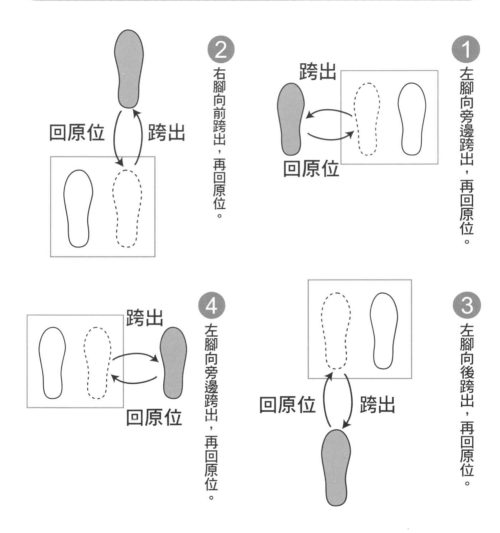

應用篇

1. 兩人以上的基本跨步＋拍手

・計數

兩人並排站在一起，三人以上則圍成一圈。決定要從「右側、左側」、「右前、左前」哪個方向開始跨步，跨步的同時，大家一起喊「1、2、3……」，數到100或120時，再倒數回去，提高認知訓練的難度。

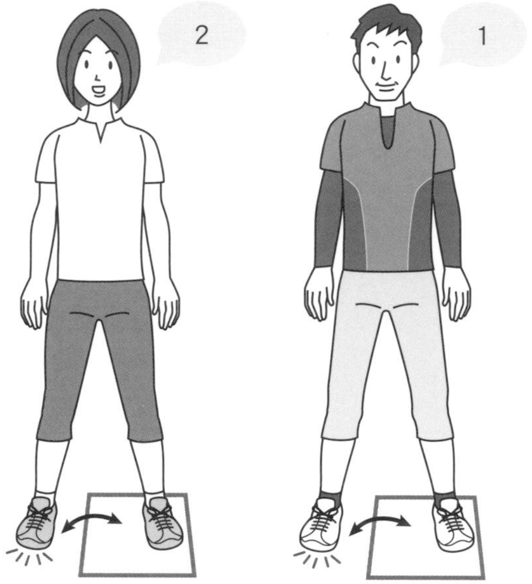

・數到3的倍數時拍手

在數到3、6等3的倍數時，大家一起拍手。拍手時腳步不要停。也可以試試在數到5或其他數字的倍數時拍手。

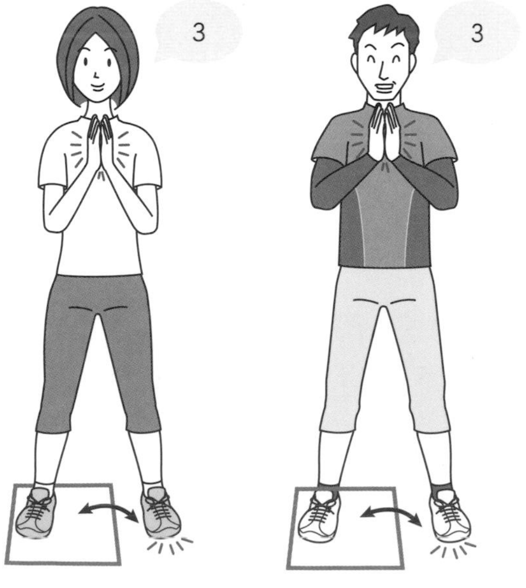

2. 兩人以上的基本跨步＋計算

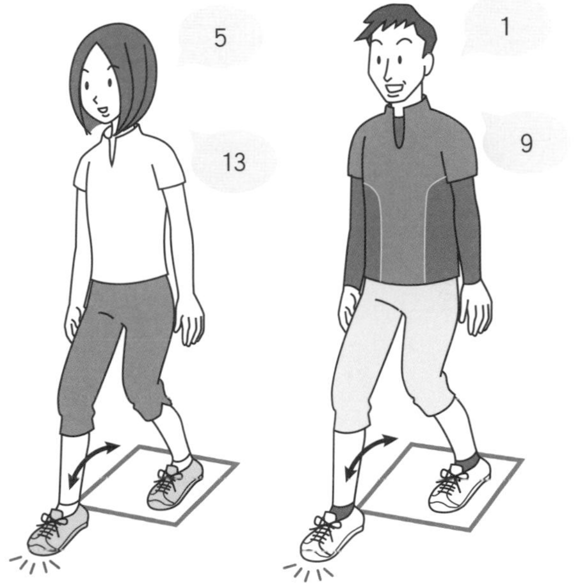

・4的加法

一邊反覆做基本跨步，一邊輪流從1開始往上加4，說出答案。也可以改成加3、5或其他數字。

（答不出來也不要著急，可以邊踏步邊想。）

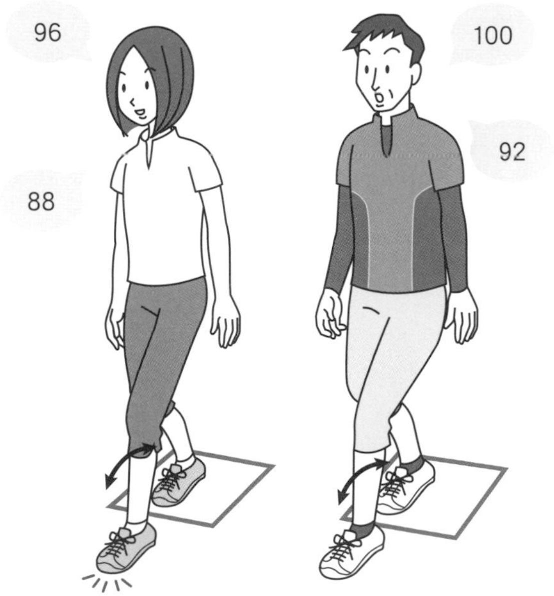

・4的減法

決定要從100或其他數字開始減。一邊反覆做基本跨步，一邊輪流往下減4，把答案說出來。也可以改為減其他數字。

（答不出來也不要著急，可以邊踏步邊想。）

3. 兩人以上的基本跨步＋文字接龍

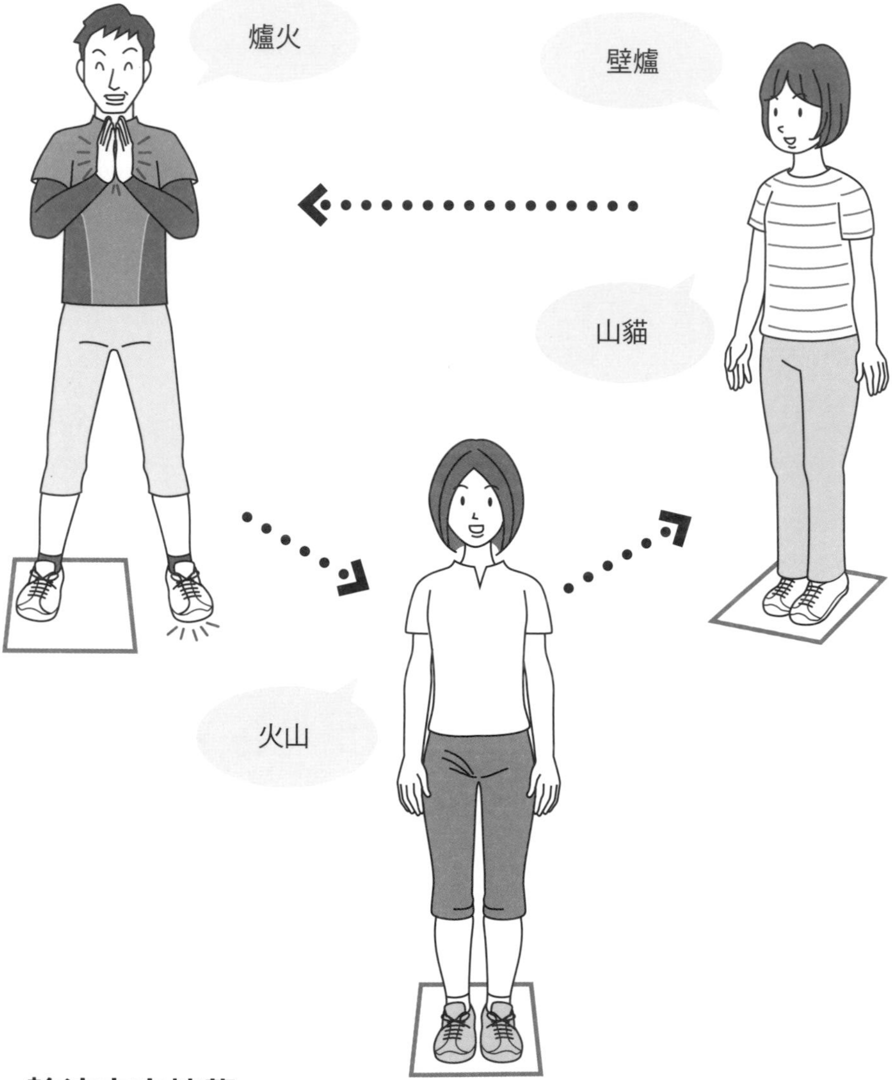

· 輪流文字接龍

反覆基本跨步，同時一起玩文字接龍。講錯了也不要停下腳步，邊踏邊想答案。

4. 兩人以上的基本跨步＋文字接龍

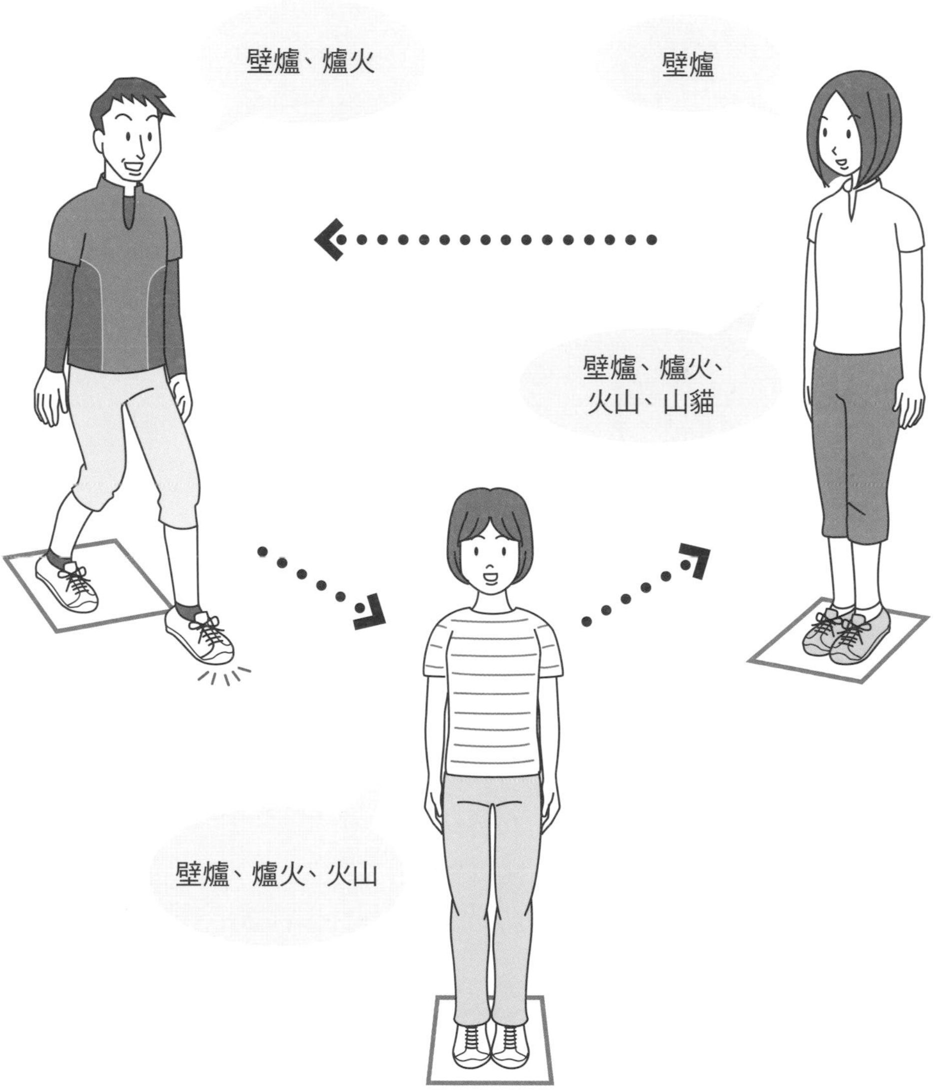
壁爐、爐火
壁爐
壁爐、爐火、
火山、山貓
壁爐、爐火、火山

・記住前兩個詞再接龍

是右頁的進階版。反覆基本跨步，同時記住前兩人所接的詞，說出前兩人的詞後，再接上自己的詞。

訓練Ⅲ

認知健走

認知健走結合了健走和認知訓練，是很簡單就能做到的有氧運動。在前往車站的途中或散步時，把平時的「步行」變成認知健走，活化身體和腦部吧！

基本篇

1. 首先用正確的姿勢站立

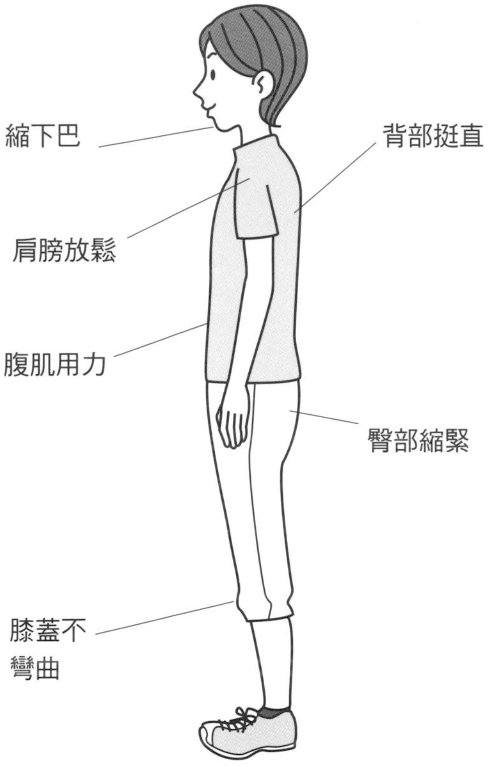

· 你可以筆直站立嗎？

腳跟緊靠牆壁站立，如果在不勉強的狀況下，頭、背、臀部都沒辦法緊貼牆壁，就代表姿勢不良。從耳朵到腳踝成一直線才是正確姿勢，這樣站才能均衡地使用肌肉，所有骨骼、關節才不會負擔太大。

2. 有意識地用正確的方式走路

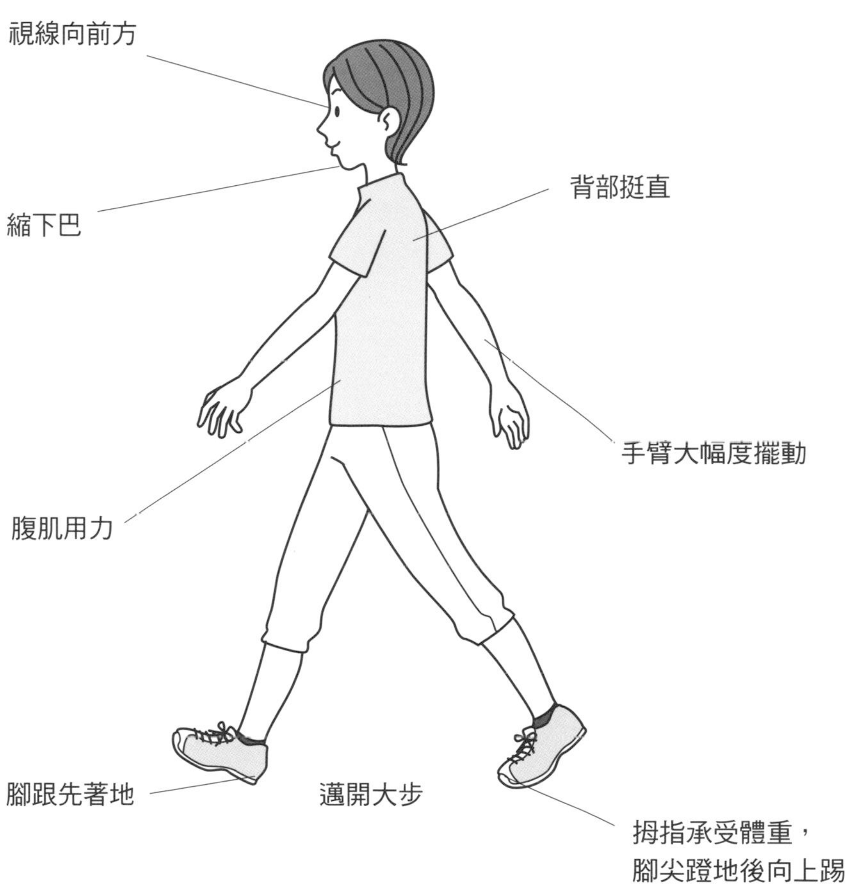
視線向前方
縮下巴
背部挺直
手臂大幅度擺動
腹肌用力
腳跟先著地
邁開大步
拇指承受體重，
腳尖蹬地後向上踢

· 你可以確實好好地走路嗎？

人類通常用最不容易累的方式走路，但這樣很難達到運動效果。要有意識地用正確的方式走路，最好比平時的步伐大5公分。只要能隨時留意走路方法，就能活化腦部。用正確的方式走路，給身體的負擔是適度的，也能提高運動效果！

應用篇

1. 認知健走＋計算

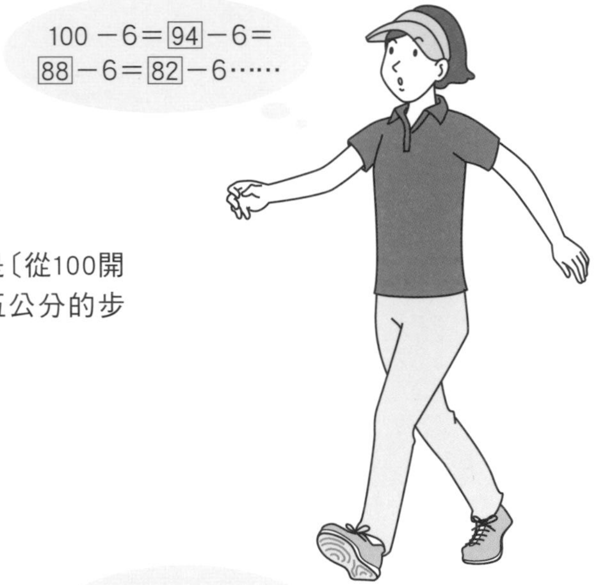

· 加法、減法

決定〔從1開始往上加3〕還是〔從100開始往下減6〕，用比平時大五公分的步伐走路，同時在腦中計算。

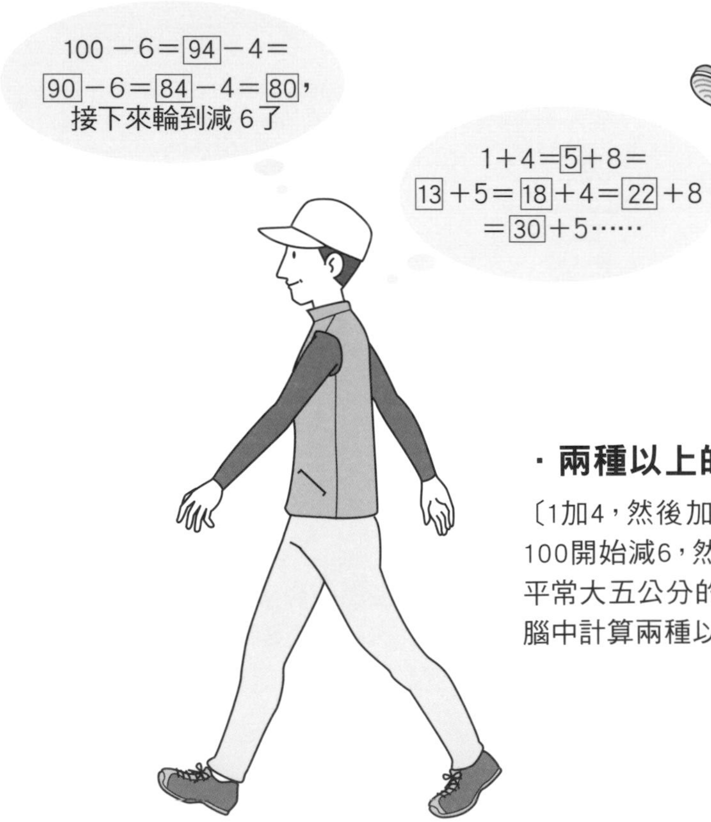
100 －6＝94－4＝
90－6＝84－4＝80，
接下來輪到減 6了
1＋4＝5＋8＝
13＋5＝18＋4＝22＋8
＝30＋5……

· 兩種以上的計算

〔1加4，然後加8，然後加5〕，〔從100開始減6，然後減4〕等等，用比平常大五公分的步伐走路，同時在腦中計算兩種以上的加法和減法。

2. 認知健走＋計算

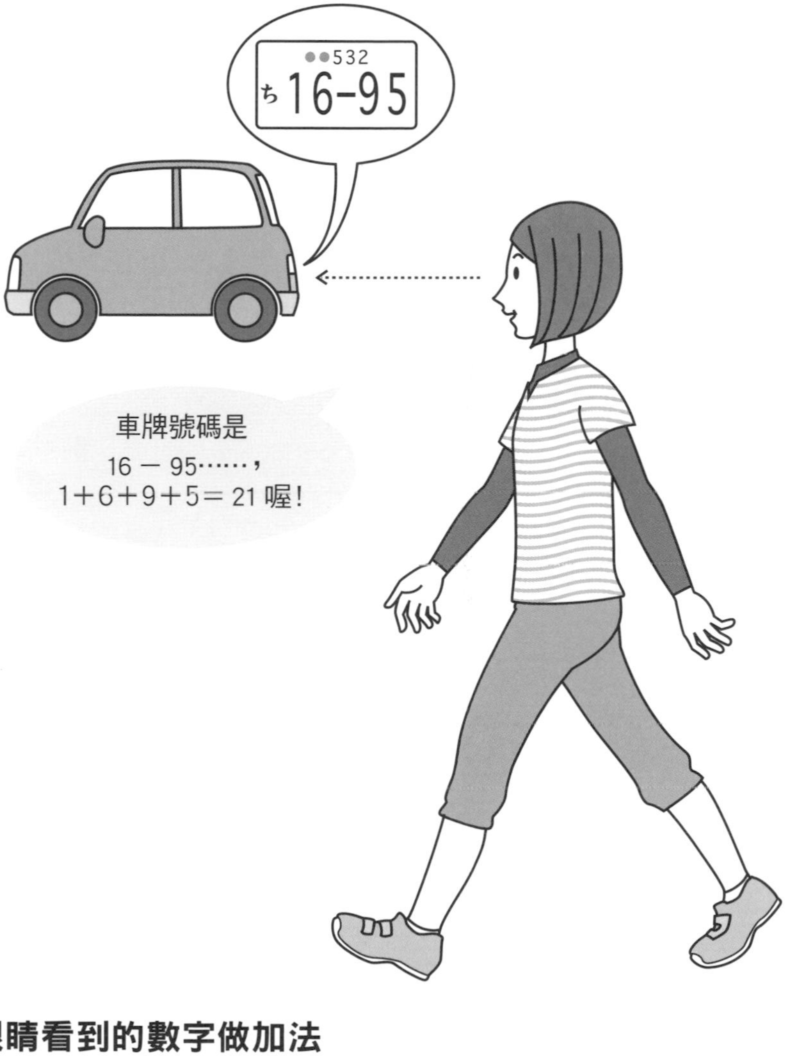
●●532
ち16-95
車牌號碼是
16 － 95……，
1＋6＋9＋5＝ 21 喔！

・用眼睛看到的數字做加法

試著用比平常大五公分的步伐走路，同時用觸目所及的數字做加法，可以用停止車輛的車牌號碼、記在電線桿上的地址、招牌上電話號碼的後四碼等。

3. 認知健走＋倒讀

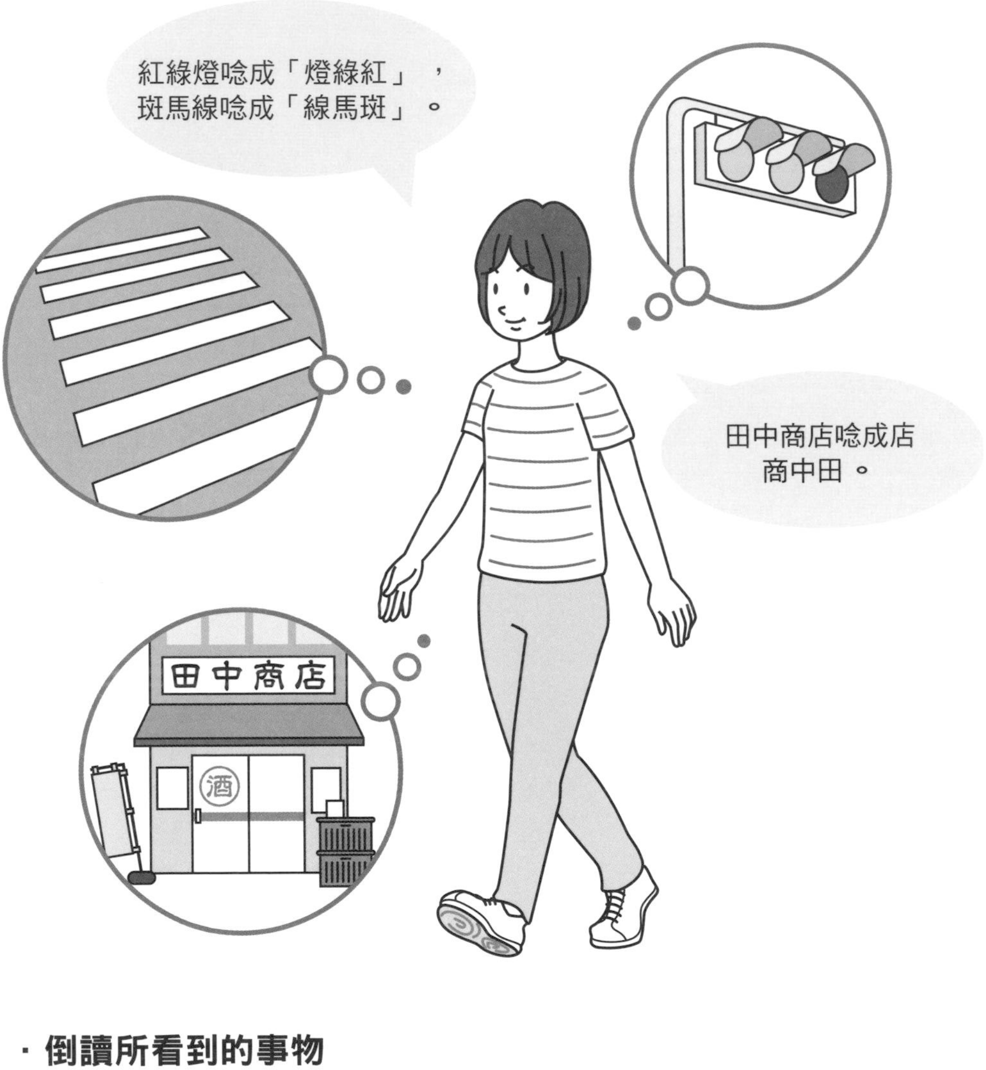
紅綠燈唸成「燈綠紅」，
斑馬線唸成「線馬斑」。
田中商店唸成店
商中田。
田中商店
酒

・倒讀所看到的事物

試著用比平時大五公分的步伐走路，同時將所看到的事物名稱倒過來讀，如紅綠燈、斑馬線等。也可以倒著唸人名或其他腦中出現的事物。

4. 認知健走＋舉出名稱

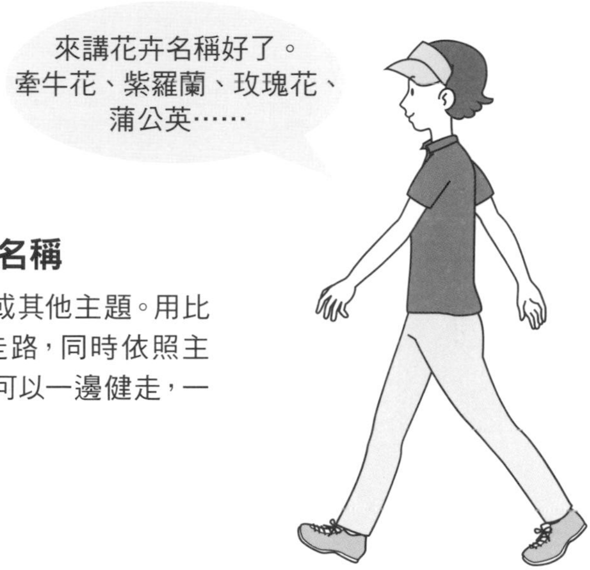
來講花卉名稱好了。
牽牛花、紫羅蘭、玫瑰花、
蒲公英……

・決定主題，列舉名稱

決定要用「花」、「魚」或其他主題。用比平時大五公分的步伐走路，同時依照主題盡量列舉出名稱。也可以一邊健走，一邊玩單人文字接龍。

進階

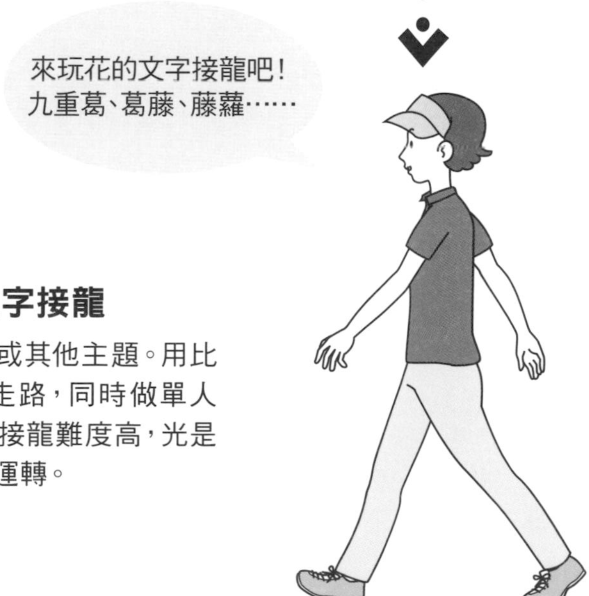
來玩花的文字接龍吧！
九重葛、葛藤、藤蘿……

・決定主題，做文字接龍

決定要用「花」、「魚」或其他主題。用比平時大五公分的步伐走路，同時做單人文字接龍。這比一般的接龍難度高，光是這樣，就可以讓腦全速運轉。

5. 認知健走＋猜拳

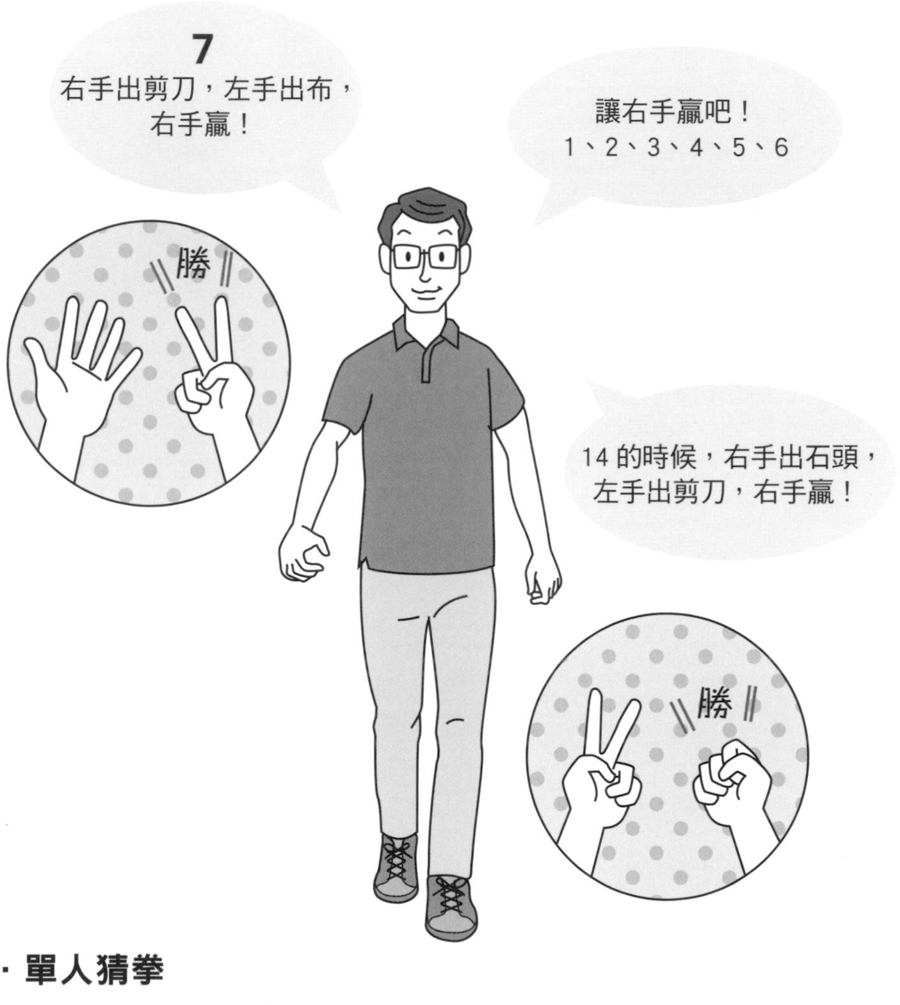

· 單人猜拳

用比平時大五公分的步伐走路，同時從1數到１００，數到7的倍數時，右手和左手猜拳。先決定要讓右手還是左手贏，當想讓它勝利的那隻手出石頭的時候，另一隻手就出剪刀。一邊考慮勝負，一邊盡量讓左右手同時出，難度就會提高。

6. 認知健走＋曲肘

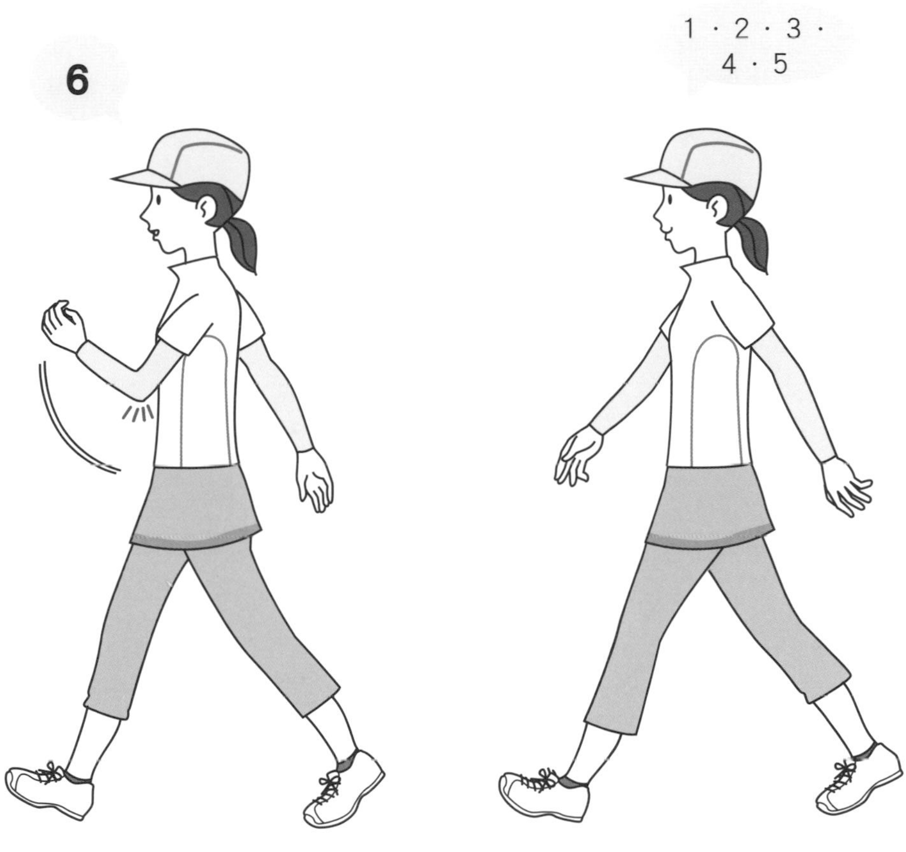

・曲肘

用比平時大五公分的步伐走路，同時從1數到100（再從100數到1），數到〔6〕、〔12〕等6的倍數時手肘稍微彎曲。可以的話，左右手交替做。

7. 認知健走＋回想昨天

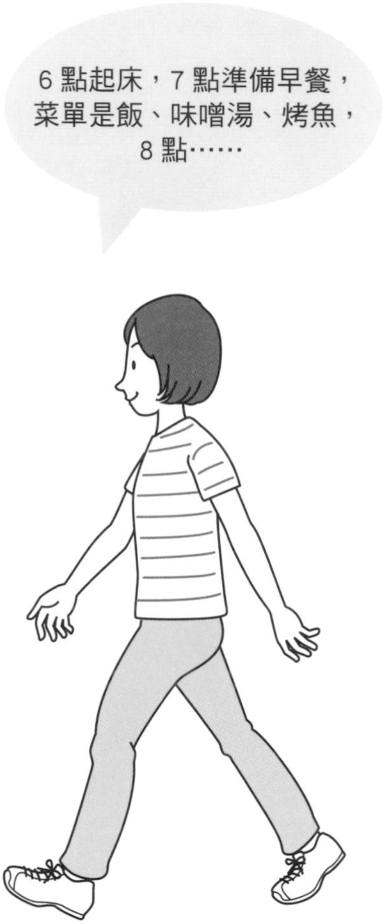
6 點起床，7 點準備早餐，
菜單是飯、味噌湯、烤魚，
8 點……

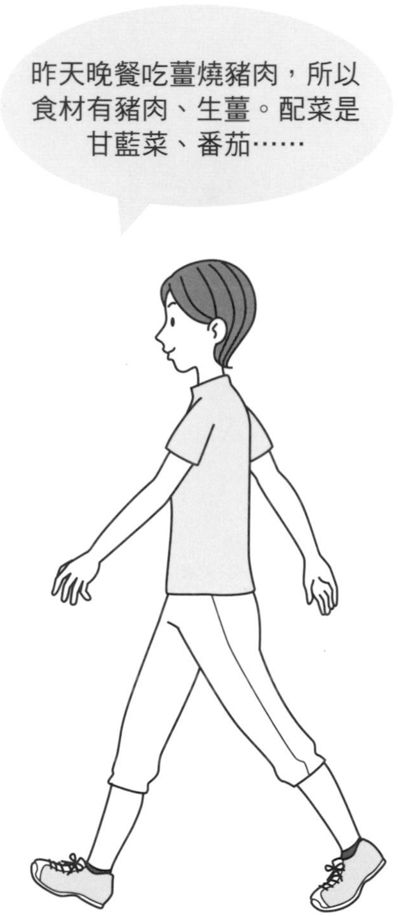
昨天晚餐吃薑燒豬肉，所以
食材有豬肉、生薑。配菜是
甘藍菜、番茄……

・回想昨天每個小時所做的事

用比平時大五公分的步伐走路，同時回想昨天從起床到就寢的每個小時做了什麼。例如7點準備早餐，煮了什麼？

・回想昨天的食物

用比平時大五公分的步伐走路，列舉昨天三餐、點心吃什麼，然後列舉食材。也可以試著挑戰前天的食物。

8. 認知健走＋俳句

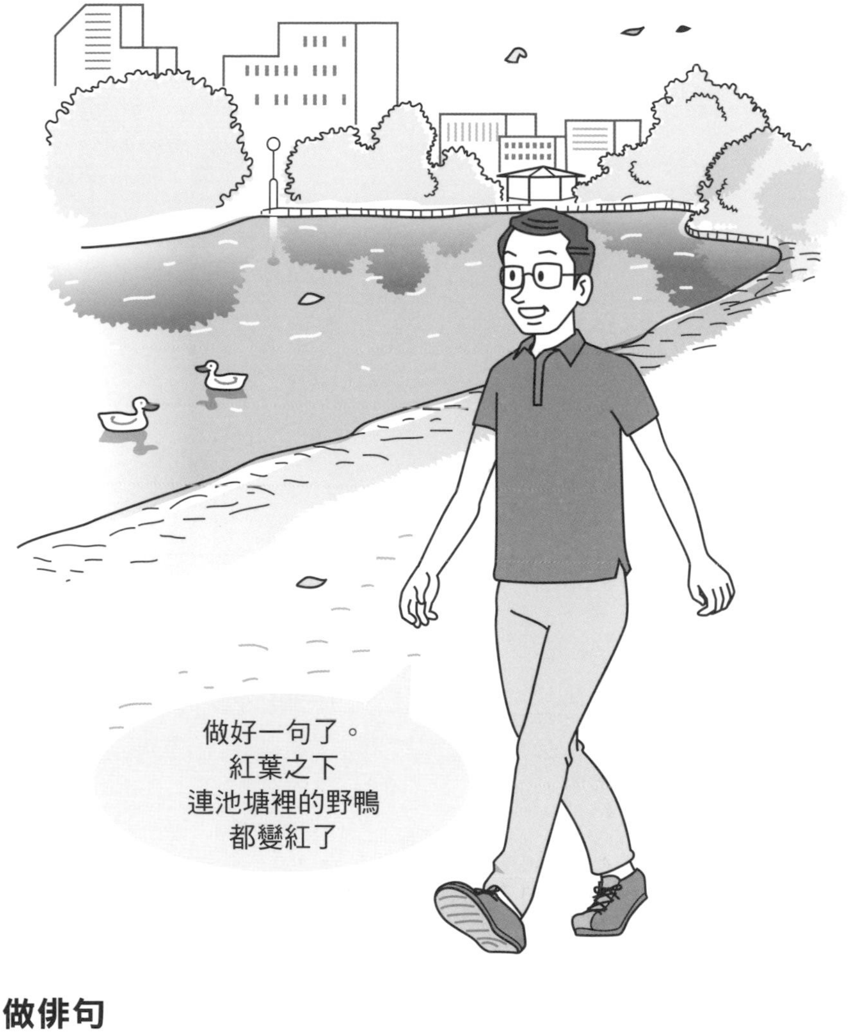
做好一句了。
紅葉之下
連池塘裡的野鴨
都變紅了

・做俳句

邊悠閒漫步邊欣賞風景時，很適合做這件事。以花、鳥等舉目所見的自然景物為題材，做一句看看。不用想著要提升難度、做出很厲害的句子；只要依照自己的感覺，符合俳句規則即可。

番外篇　1. 兩個人的認知健走＋計算

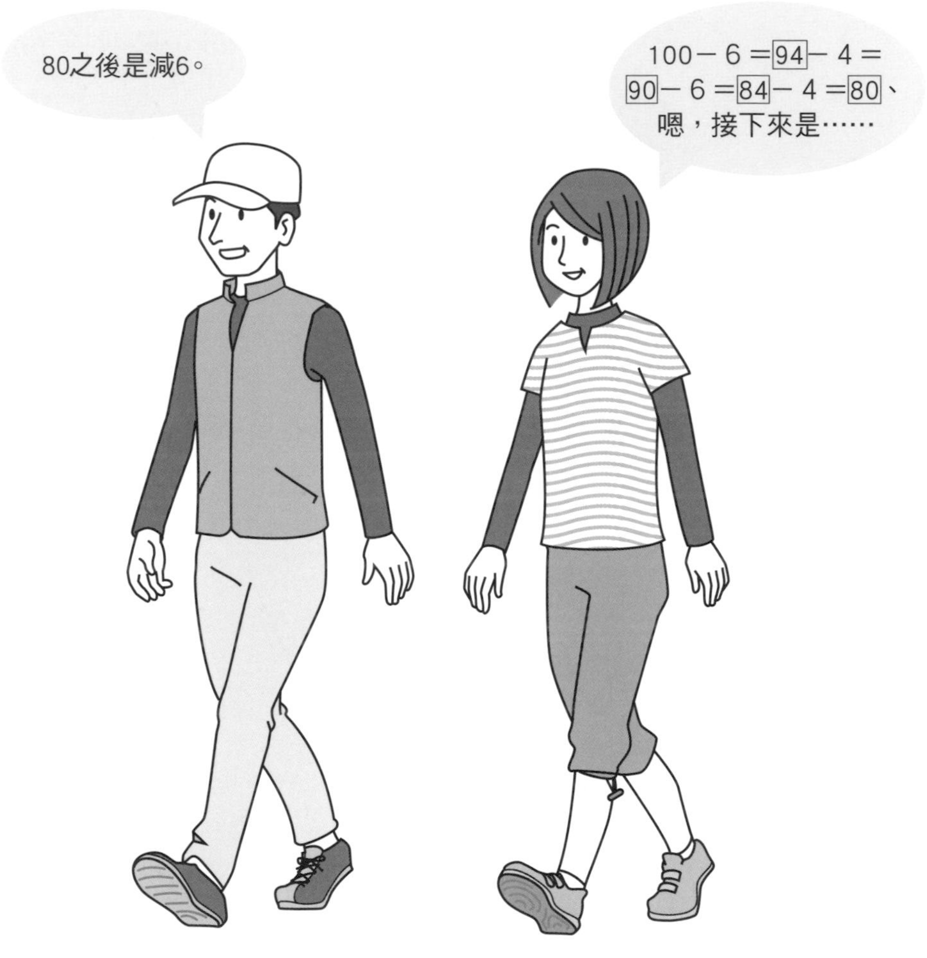
80之後是減6。
100－6＝94－4＝
90－6＝84－4＝80、
嗯，接下來是……

・兩人互相支援

決定要計算〔從1開始往上加3〕還是〔從100開始往下減3〕，或〔從100開始往下減6，然後減4〕。兩人一起走，一人持續說出計算的答案，另一人在對方答不出來或計算錯誤時支援他。

2. 兩個人的認知健走＋文字接龍

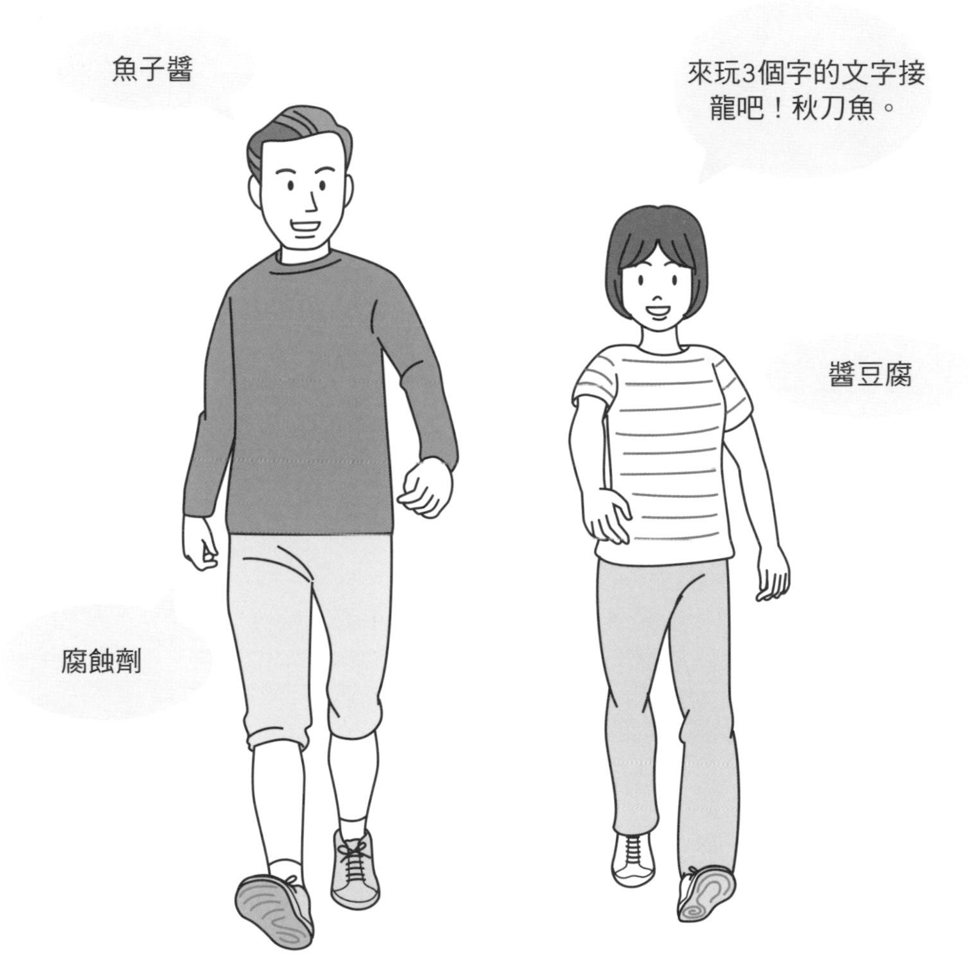
魚子醬
來玩3個字的文字接
龍吧！秋刀魚。
醬豆腐
腐蝕劑

・決定主題，玩文字接龍

兩個人一邊走，一邊玩文字接龍。可以玩一般的文字接龍，也可以訂出〔三個字的詞〕、〔花卉名稱〕等主題，提高難度，更有活化腦部的效果。

訓練Ⅳ

坐在椅子上的踏步認知運動操

基本篇

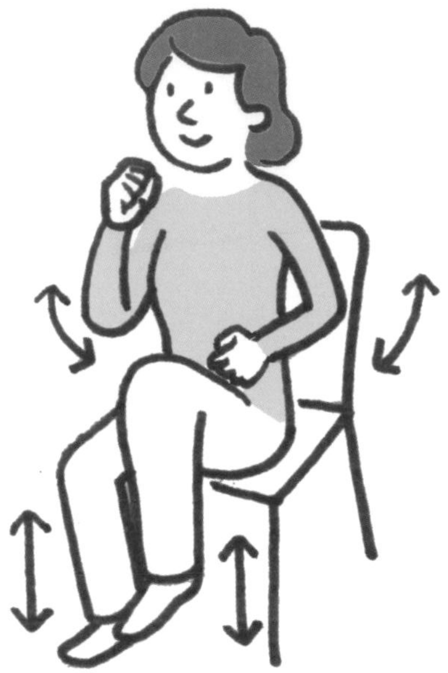

踏步、擺動胳臂的重點

坐在椅子上，背脊挺直。一開始自然地活動腿和手臂，然後漸漸加強踏步的力道，擺動手臂。一邊數 1、2、3 一邊做，比較容易掌握節奏。

這是坐在椅子上的踏步認知運動操。在操作電腦、讀書的空檔可以做。因為比站著踏步的負擔小，也推薦給體力不足的人。搭配各種認知作業，一次做10～15分鐘。持續做下去吧！最好不要靠在椅背上。

應用篇 1. 踏步、擺動手臂、拍手

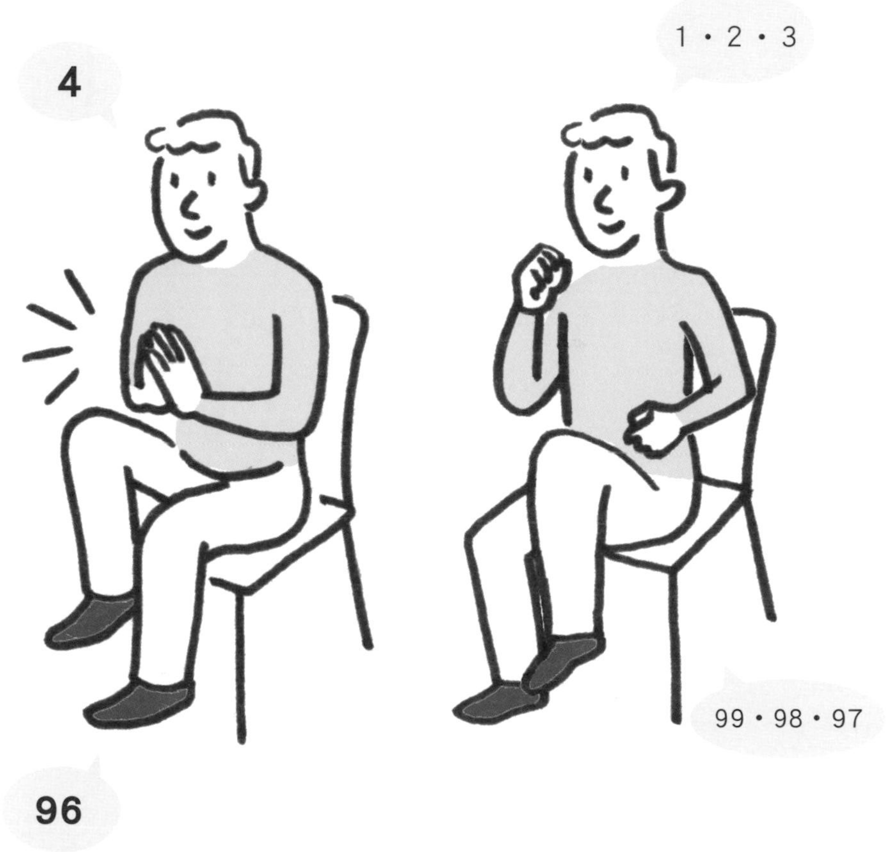

・數到4的倍數時拍手

從1數到100（再從100數到1），同時踏步、擺動胳臂。數到4的倍數時拍手，但腳步不要停止。也可以在5、7或其他數字的倍數時拍手。

2. 踏步、擺動手臂、計算

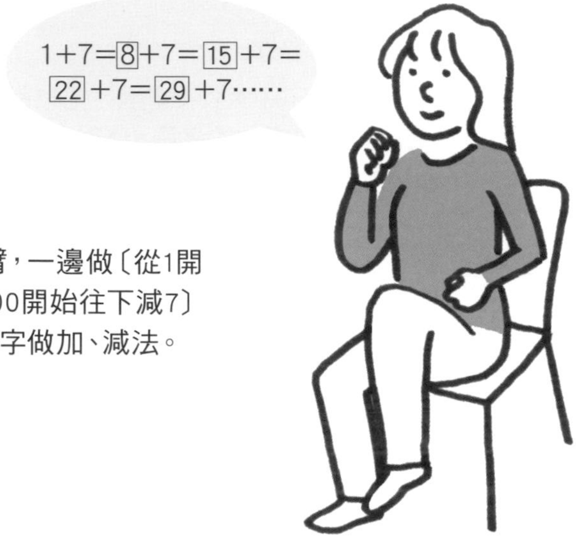

・加法、減法

一邊踏步、擺動胳臂，一邊做〔從1開始往上加7〕、〔從100開始往下減7〕等。也可以用其他數字做加、減法。

3. 踏步、用手打拍子+計算

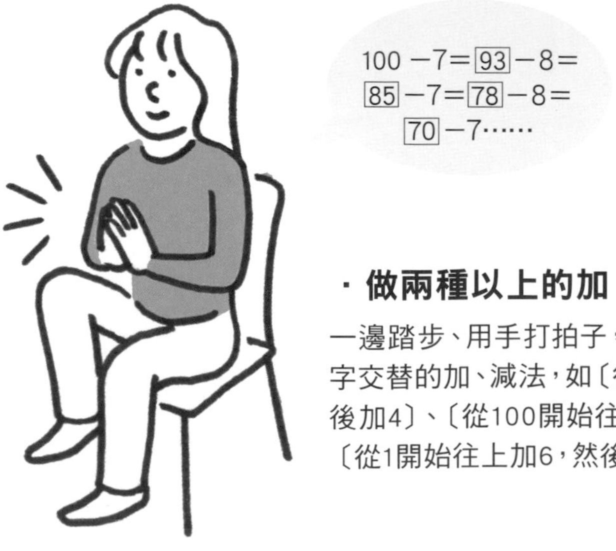

・做兩種以上的加、減法

一邊踏步、用手打拍子，一邊做兩種以上數字交替的加、減法，如〔從1開始往上加7，然後加4〕、〔從100開始往下減7，然後減8〕、〔從1開始往上加6，然後加7，再來加3〕等。

4. 踏步、擺動手臂＋倒讀

·把家中物品名稱倒過來讀

一邊踏步、擺動胳臂，一邊想家中有什麼物品，把物品名稱倒著讀。或倒著唸「花卉」、「山」等自己有興趣事物的名稱，也很有趣。

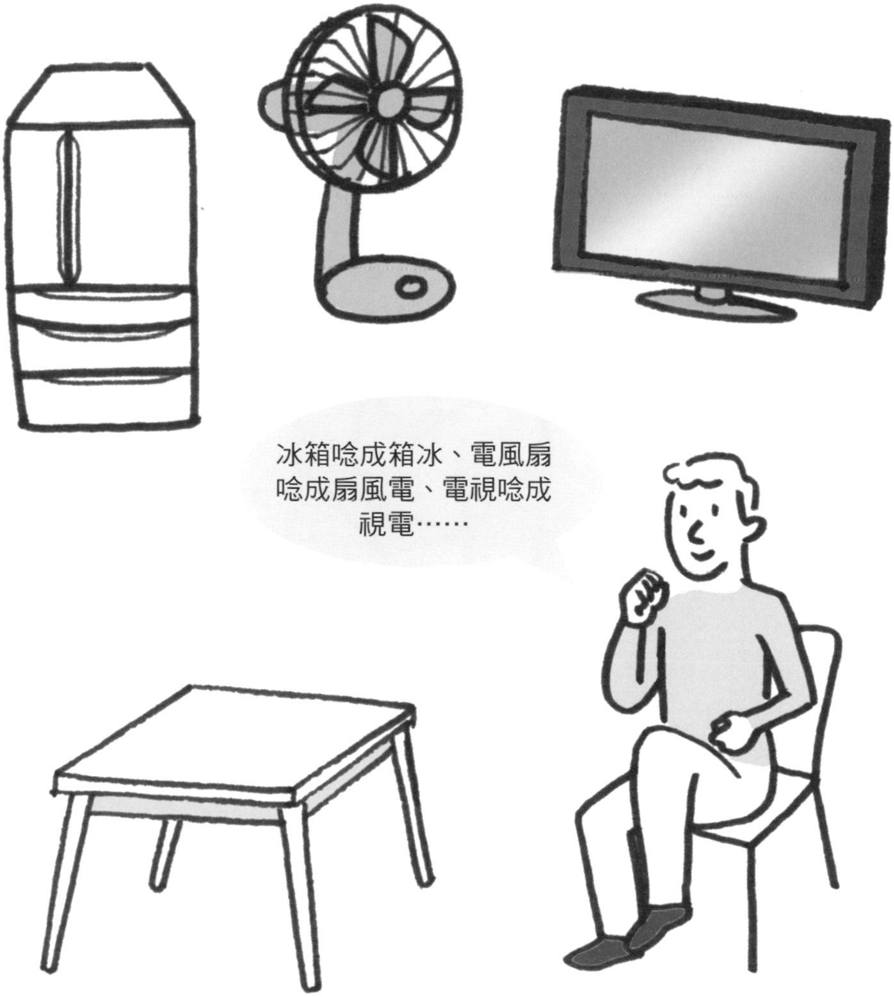
冰箱唸成箱冰、電風扇唸成扇風電、電視唸成視電……

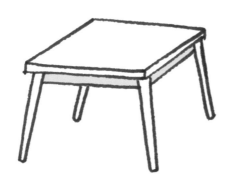

5. 踏步、擺動手臂＋回想昨天

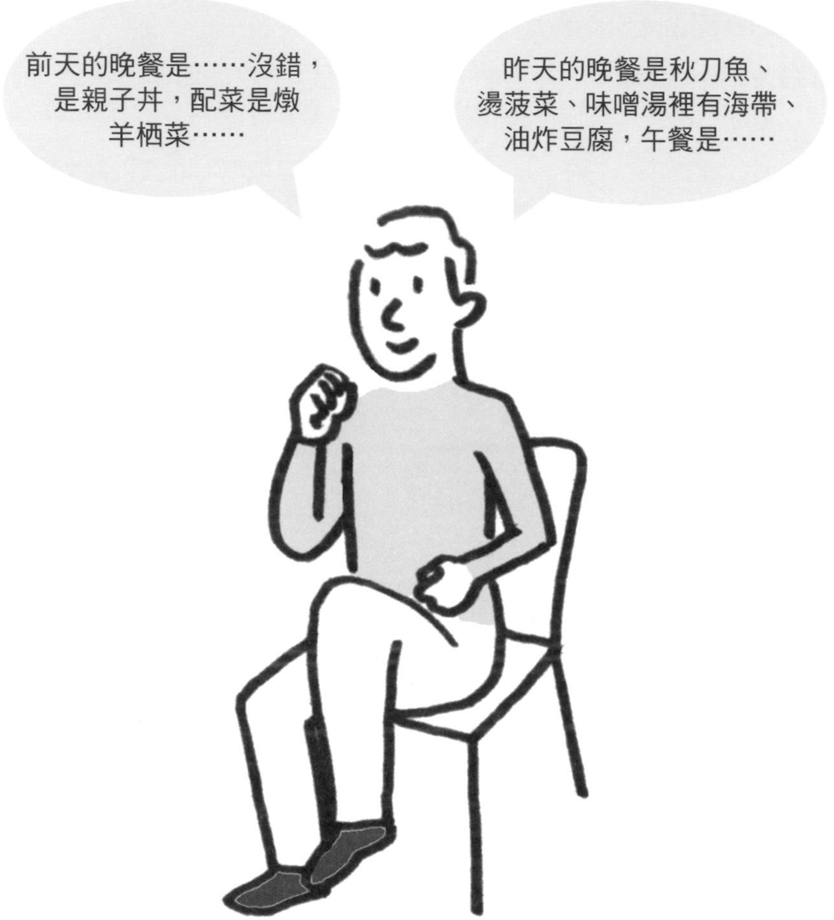
前天的晚餐是……沒錯，是親子丼，配菜是燉羊栖菜……
昨天的晚餐是秋刀魚、燙菠菜、味噌湯裡有海帶、油炸豆腐，午餐是……

・回想昨天吃的食物

試試看邊踏步，邊回想昨天吃的菜餚或食材等。回想前天、大前天的食物，更能活化腦部的記憶功能。

6. 踏步、用手打拍子＋唱歌

・唱歌，歌詞唱到某個字時拍膝蓋

一邊踏步，用手打拍子，一邊唱童謠「倫敦鐵橋」。歌詞唱到「來」的時候拍膝蓋，注意不要停下腳步。可以選任何自己喜歡的歌。光是牢記歌詞與曲調，就可以訓練認知功能。

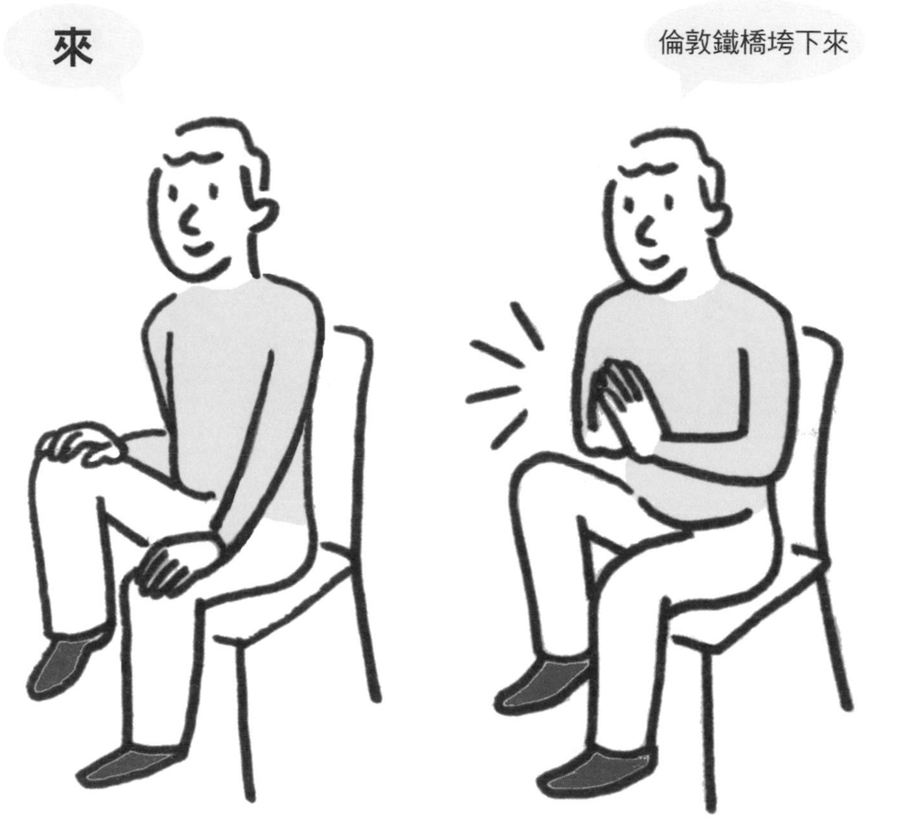

番外篇 1. 兩人以上的踏步、擺動手臂＋拍手

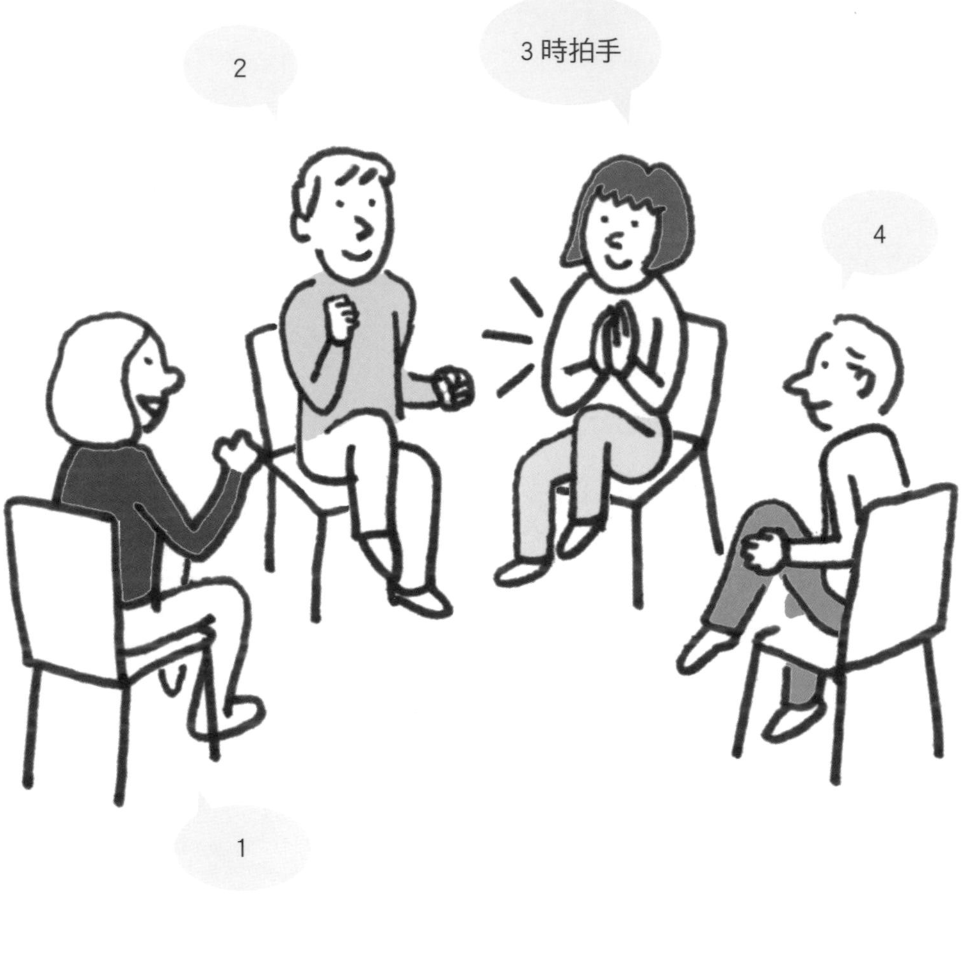

· 數到3的倍數時拍手

所有人圍成一圈，坐在椅子上。一邊踏步、擺動胳臂，一邊從1數到100（再從100數到1）。數到〔3〕、〔6〕等3的倍數時不要出聲，改為拍手。如果有三個人，就在〔4〕時拍手；如果有四個人，就在〔3〕時拍手。設計一下，倍數要讓所有人都能輪到拍手的機會。

2. 兩人以上的踏步、用手打拍子＋計算

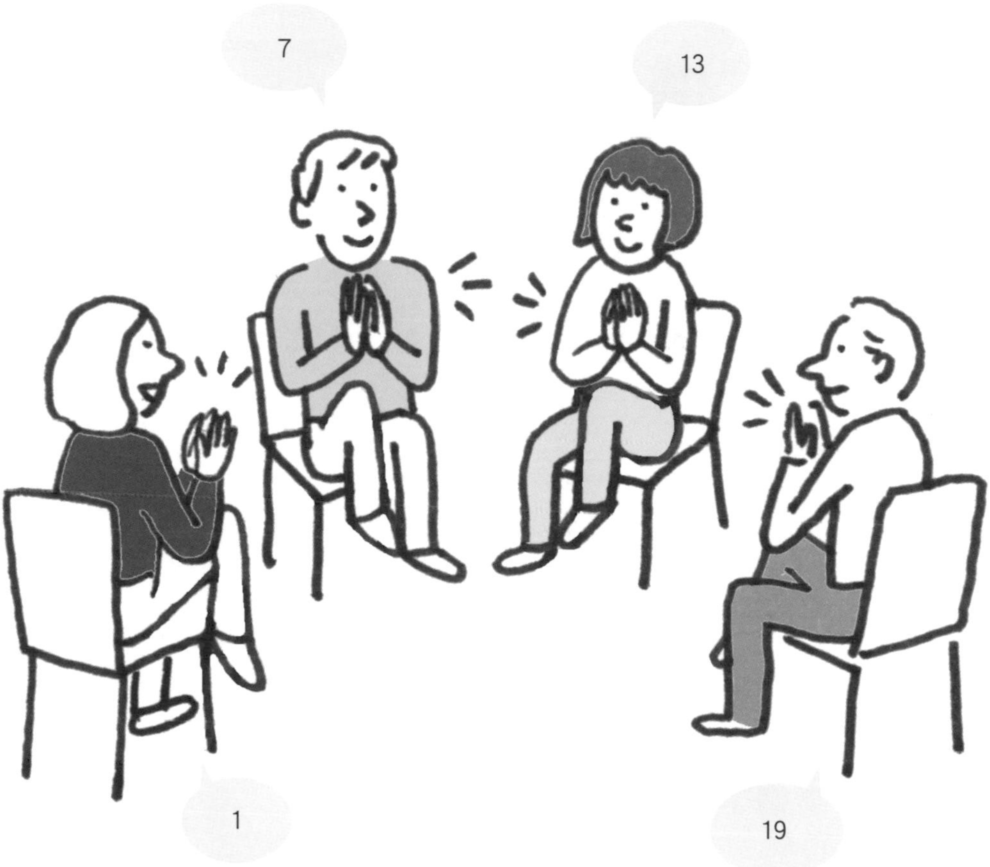

・加法、減法

所有人一起踏步、用手打拍子，同時從1開始，依序輪流往上加6，然後從100開始，依序輪流往下減6。也可以試試挑戰〔這次加3，下次加5〕。

3. 兩人以上的踏步、擺動手臂＋文字接龍

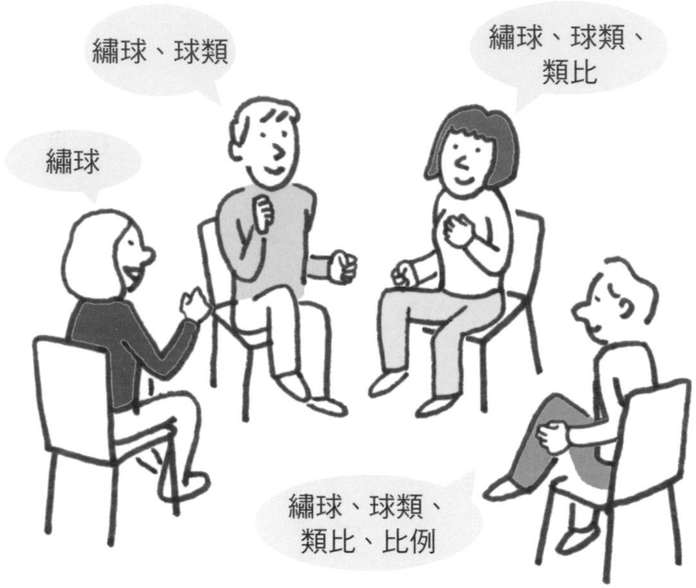
繡球、球類
繡球、球類、類比
繡球
繡球、球類、類比、比例

· 文字接龍

所有人一起踏步、擺動胳臂，同時玩文字接龍。也可以提升難度，先說出前兩個人的答案，再說自己的。

4. 兩人以上的踏步、用手打拍子＋唱歌

· 唱到某個字時，拍左邊人的手。

所有人一起踏步、用手打拍子，同時唱「當我們同在一起」，歌詞唱到「我」的時候，右手手掌朝上，向右邊的人伸出，左手拍左邊人的手掌。

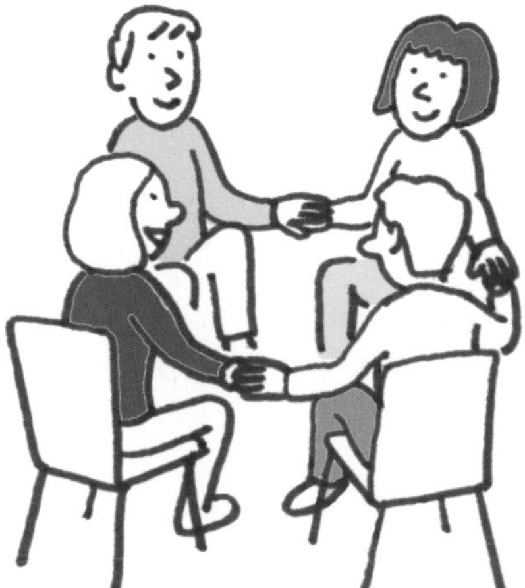

應用篇

改變腳步

改變踏步的順序。可以自己安排「前→上→旁邊」等順序，記住順序就是一種認知訓練。也可以提高難度，一邊踏步，一邊做計算題或玩文字接龍。

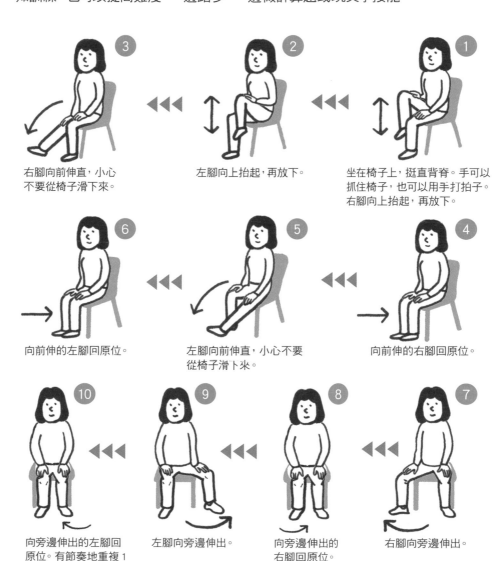

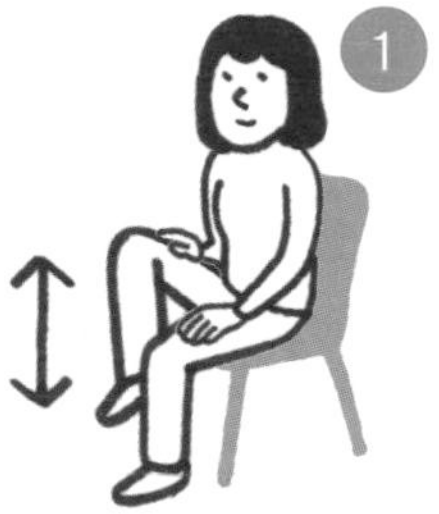

坐在椅子上，挺直背脊。手可以抓住椅子，也可以用手打拍子。右腳向上抬起，再放下。

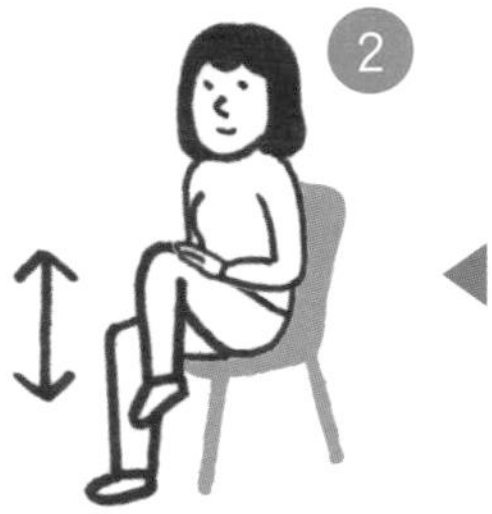

左腳向上抬起，再放下。

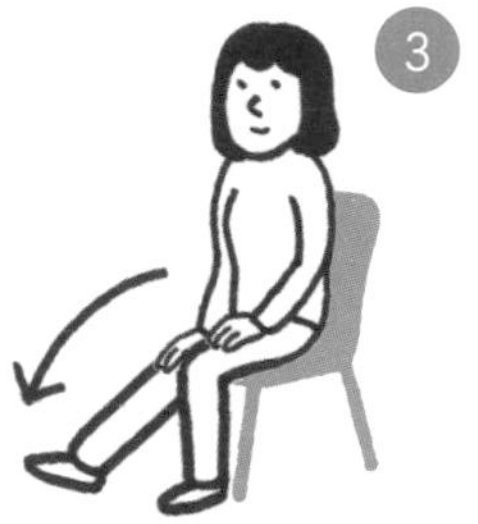

右腳向前伸直，小心不要從椅子滑下來。

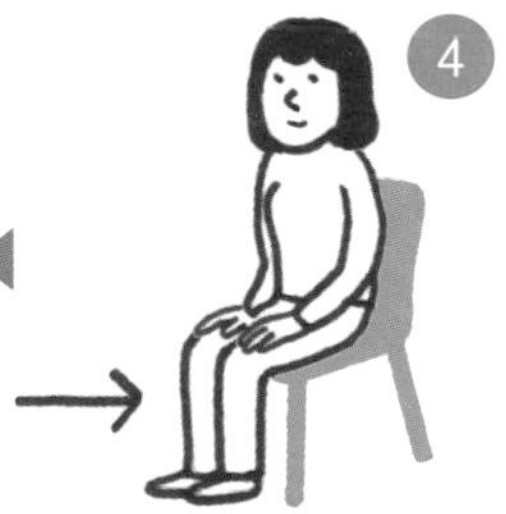

向前伸的右腳回原位。

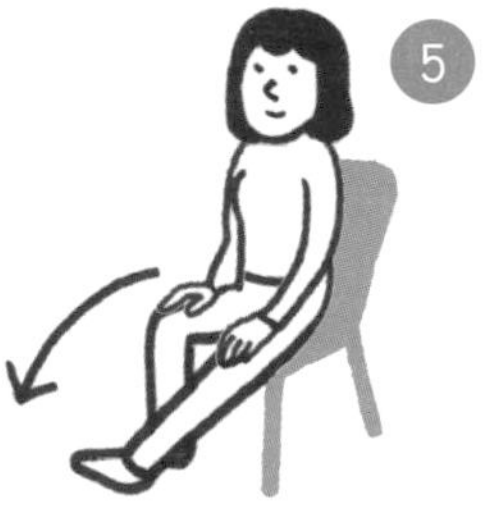

左腳向前伸直，小心不要從椅子滑下來。

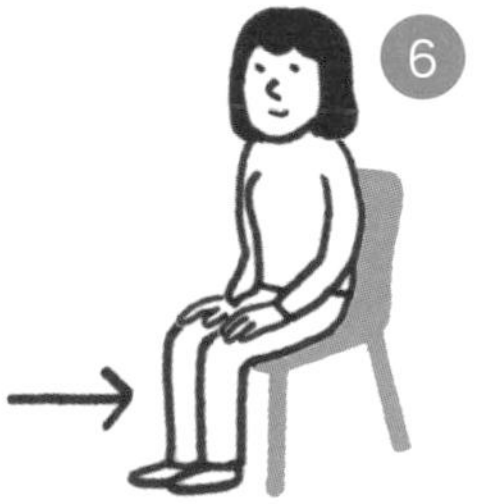

向前伸的左腳回原位。

右腳向旁邊伸出。

向旁邊伸出的右腳回原位。

左腳向旁邊伸出。

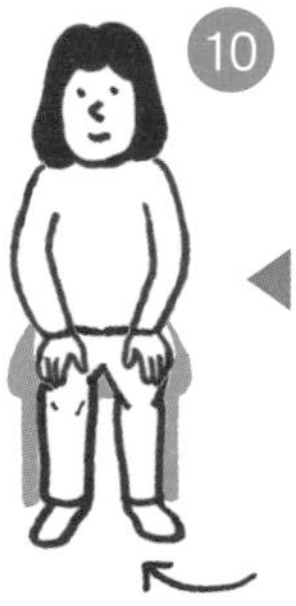

向旁邊伸出的左腳回原位。有節奏地重複 1～10。

訓練V

肌肉訓練認知運動操

遠離失智症的生活從強化肌肉開始

肌肉不使用，就會退化，尤其是下半身，特別容易衰退。日常生活中，可以藉由手拿行李等動作鍛鍊上半身，但**很難把負擔加在下半身**。**肌肉量會隨年紀增長而減少**，下半身一退化，走路等日常動作都會發生困難，外出變得很麻煩，如此一來，就容易待在家裡。這樣的生活形態就是通往失智症的道路。有氧運動沒有鍛鍊肌肉的功能，肌肉訓練認知運動操就是以下半身為中心，活化肌肉與腦部的運動，每天都要做喔！

重點！

有氧運動不能鍛鍊肌肉。
以肌肉訓練強化腰、腿，讓生活方式活躍起來。

基本篇

強化下半身的肌肉訓練

半蹲

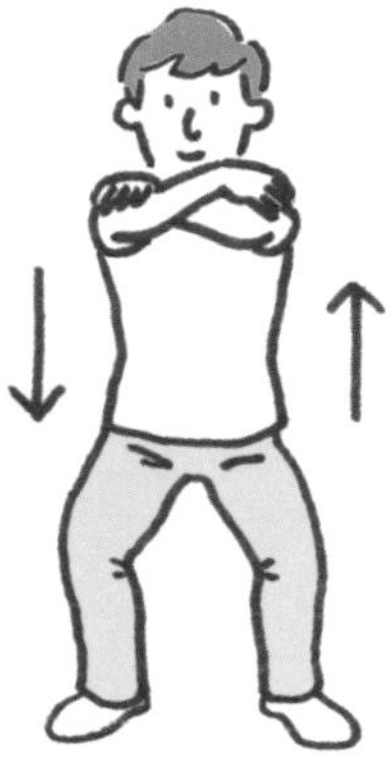

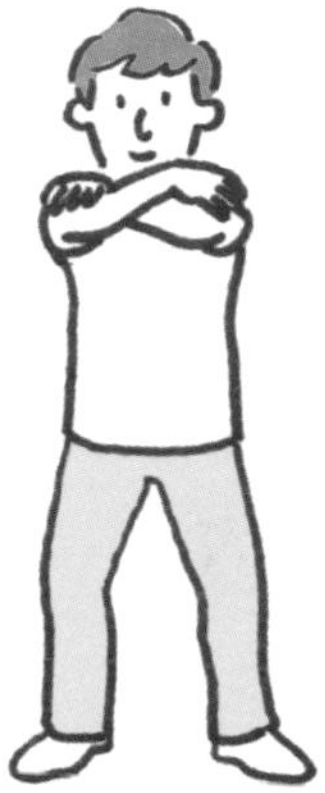

❷ 保持背部挺直，數1、2、3、4，慢慢彎曲膝蓋半蹲，再數5、6、7、8，慢慢站起來。膝蓋不要彎到九十度。做十次。

❶ 站立，兩腳打開與肩同寬，背部挺直，手臂在胸前交叉。

猴步（Monkey Walk）

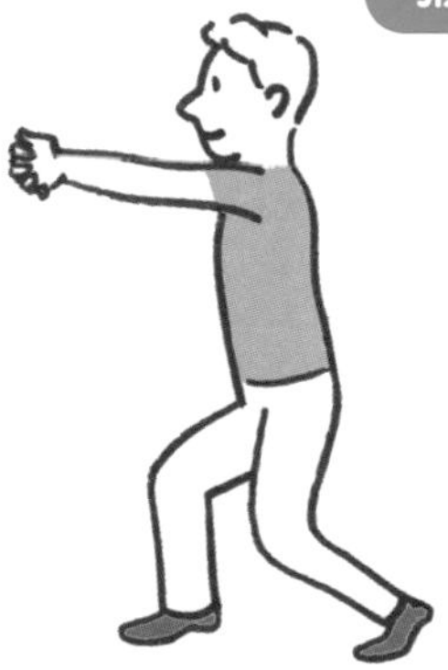

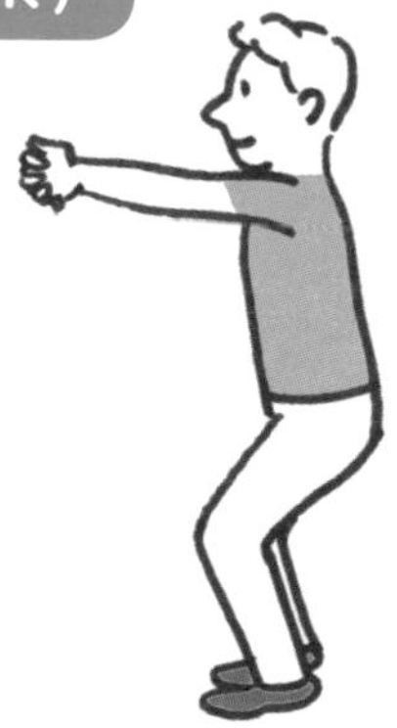

❷ 腰部微彎，保持半坐的姿勢，面向前方，慢慢步行。步伐愈大，愈能強化肌肉。走十～二十步。

❶ 站立，兩腳打開與肩同寬，背部挺直，膝蓋彎曲，往下蹲，雙臂向前伸，十指交叉在一起。

應用篇

1. 半蹲＋停住

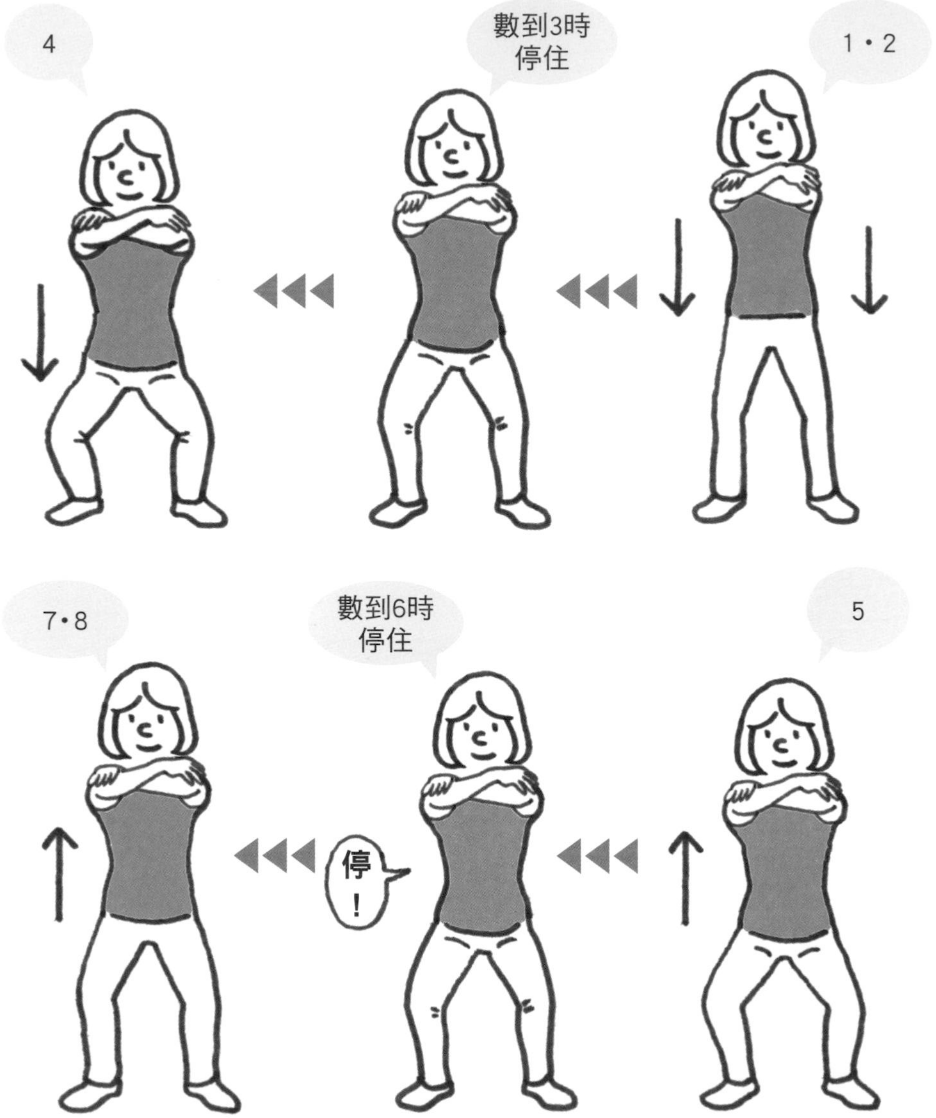

・數到3的倍數時停住

一邊慢慢數1、2，一邊往下蹲，數到3的倍數時停住，保持半蹲姿勢兩秒。

2. 猴步＋停住

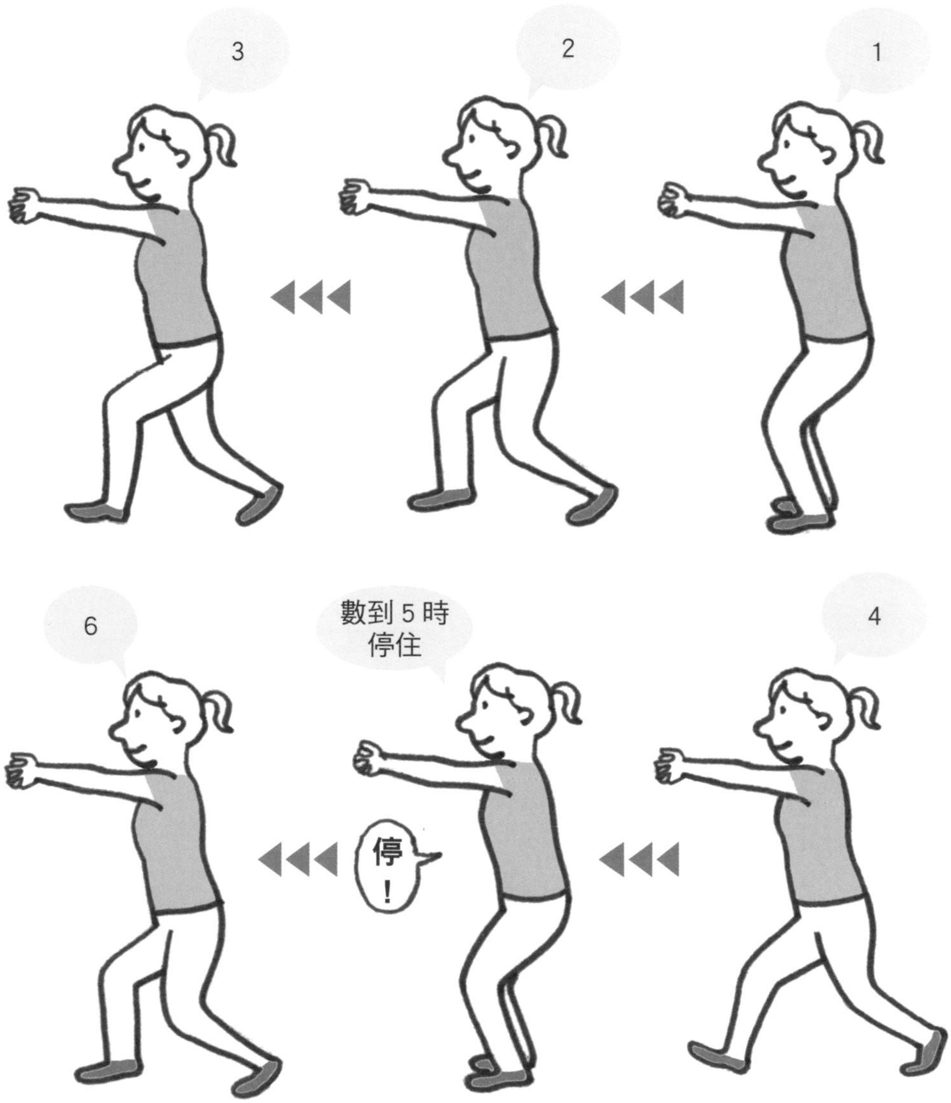

· 數到5的倍數時停住

一邊慢慢數1、2，一邊跨出猴步，數到5的倍數時停住，雙腳併攏，保持腰部微彎、半坐的姿勢。

訓練Ⅵ

方塊踏步運動

基本篇

一格四步

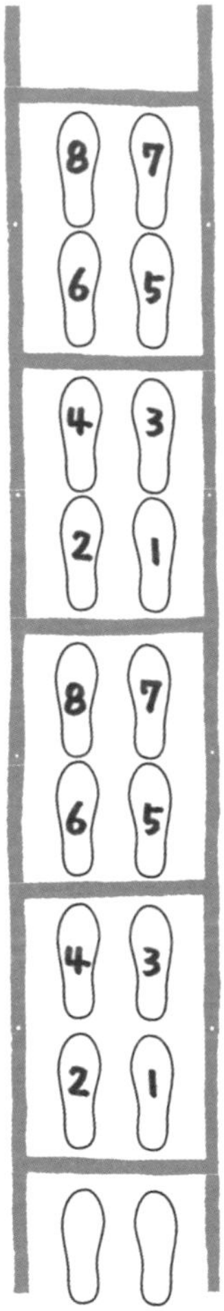

・使用膠帶等工具，打造具個人風格的認知運動操

在運動用品店購買繩梯，繩梯有各種尺寸，不過一格寬約45公分、長約66公分，全長6～8公尺的比較好用。也可以不用市售繩梯，自己用膠帶等製作格子，發揮個人風格。

重點

- 盡量不要踩到格線。
- 熟練之後，可加快速度。

使用繩梯的認知運動操。基本上一格踏四步，也可以稍做變化，第二步時左腳踏出格外，第三步時右腳踏出格外。記住下一步是在格外還是格內，就是一種認知訓練。

應用篇

1. 改變踏步方式

重點

- 記住第幾步在什麼位置。
- 盡量不要踩到格線。

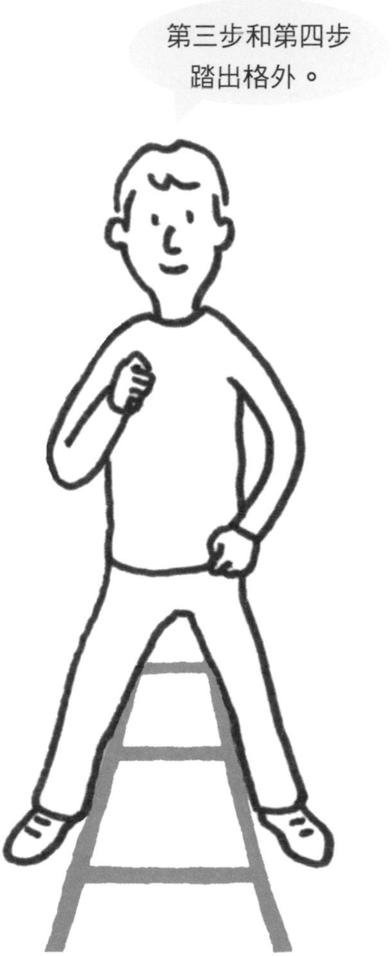

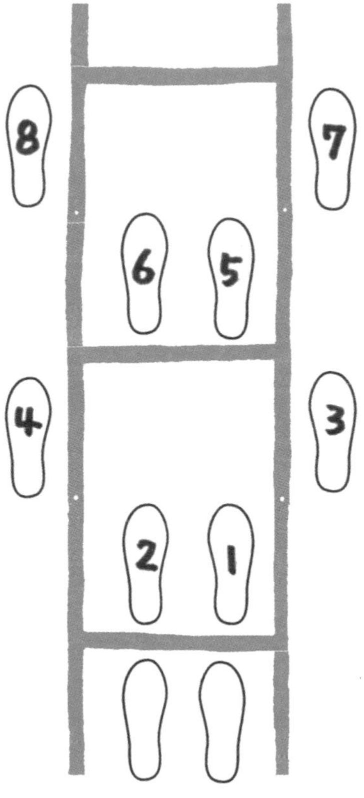

方法

雙腳併攏站立。①右腳踩在格中②左腳踩在格中③右腳踩在格外④左腳踩在格外⑤右腳踩在格中⑥左腳踩在格中⑦右腳踩在格外⑧左腳踩在格外 反覆做①～⑧。

2. 改變踏步方式

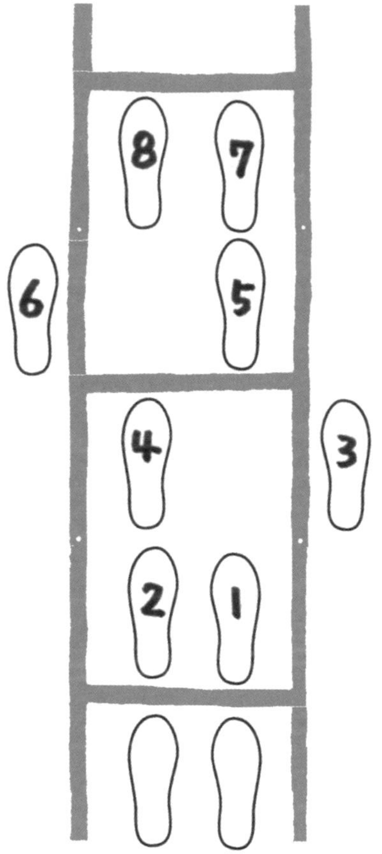

8
7
6
5
4
3
2
1

重點

- 記住第幾步在什麼位置。
- 盡量不要踩到格線。

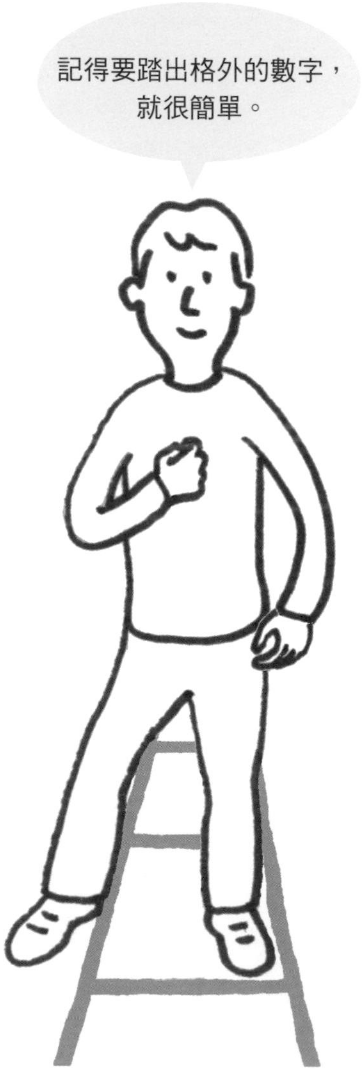

記得要踏出格外的數字，
就很簡單。

方法

雙腳併攏站立。①右腳踩在格中②左腳踩在格中③右腳踩在格外④左腳踩在格中⑤右腳踩在格中⑥左腳踩在格外⑦右腳踩在格中⑧左腳踩在格中 反覆做①～⑧。

3. 改變踏步方式

重點

- 記住第幾步在什麼位置。
- 盡量不要踩到格線。

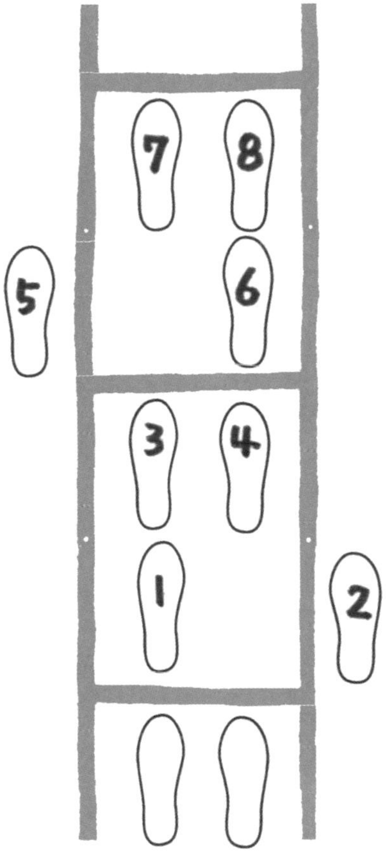

・先踏出與平常相反的那隻腳，就能刺激腦部。

走路或踏步時，大部分人應該都是先踏右腳，光是先踏出與平常相反的那隻腳（左腳），就能提升難度。挑戰一下吧！

方法

雙腳併攏站立。①左腳踩在格中②左腳踩在格外③左腳踩在格中④右腳踩在格中⑤左腳踩在格外⑥右腳踩在格中⑦左腳踩在格中⑧右腳踩在格中 反覆做①～⑧。

研究認知作業，設計具個人風格的認知運動操

認知作業的設計和腦部的活化有關

一邊踏步、健走，一邊做認知訓練的方法五花八門，有計算、文字接龍、倒讀、回想昨日等等。本書所舉的認知作業是其中一例。

可以設計具個人風格的認知作業，如改變計算的第一個數字，如「從120開始往下減」；改變計算方式，如「昨天加3，那今天就加7」、「先加9，然後減4，加法和減法」；用家人生日、結婚日等紀念日日期做加法，如「兒子的生日是1980年8月8日，1+9+8+0+8+8=34」；想出喜歡的電影、書名的字數，如「『亂世佳人』一共有四個字」；舉出含有數字的成語，如「一石二鳥」、「四面楚歌」等。記住踏步跨步認知運動操、方塊踏步運動的順序，就是一種認知訓練。也可以照自己的喜好安排順序。

光是設計認知作業，就可以讓腦部全速運轉，變成頭腦體操。而且，認知作業如果是自己設計的，認知運動操做起來應該會更有樂趣。

不要自己設計運動方式

雖然可以自己設計認知作業，但請不要自己設計運動方法。例如，以很慢的速度做認知健走，因為對身體未達適度的負擔，很難出現效果。自己設計肌肉訓練，可能對身體的一部分造成過度負擔，導致肌肉受傷。本書介紹的運動法安全又有效，最好能依照本書的方式與重點進行。

重點！

可以設計具個人風格的認知作業，但不要自己設計運動法。

關鍵重點：運動與認知訓練要同時進行，生活中養成每天做認知運動操的習慣

在生活的空檔加入十分鐘認知運動操

隨著年紀增加，每個人的身體、腦部都會退化，增加形成失智症的風險。現在開始做認知運動操，讓腦部、身體的功能降低的時間延後吧！

但踏步運動、健走並非短時間就會出現效果。運動必須持續才可能有效，認知訓練也是如此。持續做認知運動操，遵守「聚少成多」的原則，就算每天只做十分鐘，累積起來就能聚沙成塔。

不過，「持續」是非常困難的事。尤其是五十、六十歲年齡層的人，特別有難以持續的傾向。因為他們仍活躍於職場，每天忙得不可開交，認為自己沒有問題，對失智症的危機意識薄弱，也不太有動力做認知運動操。容易以「今天沒時間」、「太麻煩了」為藉口，三天打魚，兩天曬網。

怎麼樣才能持續下去呢？

祕訣就是在日常生活的空檔安排步行運動時間。把它當做每天的習慣，在生活中固定下來。

可以把走路到車站或超市的時間定為認知運動操時間，記得一邊用正確的方式走路，一邊解答認知作業的問題。長時間待在家的老人可以定「十點開始做認知運動操十五分鐘，十五點開始做肌肉訓練認知運動操十分鐘」。認知運動沒有時段的限制，早上做或睡前做，效果並沒有差別，所以任何時間做都可以。在不勉強自己的範圍內，盡量增加運動時間，比較容易在短期得到效果；但也不一定要「一次做〇分鐘以上」。如果規定自己「一次做三十分鐘以上」，但又辦不到，認知運動操就成為負擔，難以持續下去。一開始可以一天十分鐘，習慣之後，建議可以以十分鐘為單位，如「早上十分鐘、中午十分鐘」多次運動，合計一天三十分鐘以上為原則。

持續六個月就能有效改善記憶

那麼，每天做認知運動操要持續多久，才可能出現效果呢？

先以持續六個月為目標吧！

從認知運動操的驗證測試（Validation testing）中可知，持續六個月以上，才有可能改善記憶等功能。

最重要的是，若能持續六個月，就很容易變成習慣。一旦成為生活習慣，如果不做，不管身體還是心理，都會覺得不舒服，以後就容易持續下去了。實際上，如果參加三個月的認知運動操課程，有許多人課程結束後就不運動了；而持續參加六個月課程者，課程結束後，仍有許多人會主動和同學組成團體，繼續運動。

一旦停止運動，身體、認知功能都會下降

當然，如果持續六個月後就停止，就會前功盡棄。

即使原本藉著做認知運動操提升了身體和腦部功能，但停止後就會迅速降

低，恢復原狀。如果什麼都不做，腦部和身體都會逐漸退化。

先以持續六個月為目標，將步行化為生活的一部分，養成習慣，然後持續下去吧！

如果持續做還是沒出現效果，有可能是沒有給身體適度的負擔。檢視一下，是不是照自己的方法運動？或認知作業的問題已經做得爛熟，不經思考就能自動解答？如果是的話，請照本書教的認知運動操做法修改過來。

重點！

先以持續六個月為目標，讓認知運動操成為每天的習慣。

認知運動操要長期做下去，為自己設定「樂趣獎勵」

自我監控，引出動力和成就感

為了讓運動持續下去，設定目標與犒賞自己也是必要的。開始自我監控（註1）（self-monitoring，方法請參考第一四二頁。）了嗎？首先訂出自己的目標步數與運動時間，如「一天走六千步」、「一天運動三十分鐘」，然後準備計步器，記錄實際走過的步數與運動時間。目標與動力有關。記錄每天的運動，讚美自己「達成目標了」或「今天也很努力」，就能獲得成就感與樂趣。讓家人看紀錄，得到他們的稱讚：「很厲害，這個月也是每天都做到了！」就更好了。達成目標的那個月，犒賞自己「到〇〇店吃〇〇」等，也比較能夠持續。

結伴一起運動

讓運動長期持續還有一個祕訣，就是結伴一起運動。

即使覺得「今天很不方便」，但如果有朋友要一起去運動，就還是會去。和朋友或家人一起都可以。夫妻相約「一起做踏步認知運動操吧」、「一起去認知健走吧」，互相讚美「這禮拜也都做到了」，一定會很開心。和朋友聚集在一起，互相邀約「大家一起做踏步運動吧！順便每週一次品茶會」，或一起到有認知運動操課程的健身房、機構（請參考第七三頁）也不錯。成群結隊彼此吆喝，運動就成了「有趣的嗜好」。

和人產生連結，也是避免失智症的祕訣。

重點！

自我監控與結伴快樂運動，是長期持續的祕訣。

譯注

1 自我監控：指學習者在學習過程藉著自我記錄的活動，督促其進行即時評估、反思及修正其學習行為，並使之專注在解決 問題的過程中。

記錄運動

自我監控能引發動力、獲得成就感，是使運動持續的祕訣。馬上開始試著記錄運動吧（請影印第一四四、一四五頁的紀錄表使用）！

自我監控的填寫方法

① **目標時間**：訂出這個月要花多少時間運動，在該時間的位置畫紅線。

② **實際的運動時間**：以●記下今天運動的時間，和前一天的●連成線。

③ **目標步數**：訂出今天的目標步數，在該步數的位置畫紅線。

④ **實際走的步數**：以●記下今天走過的步數，和前一天的●連成線。不知道步數的時候，記個約略。

填寫範例

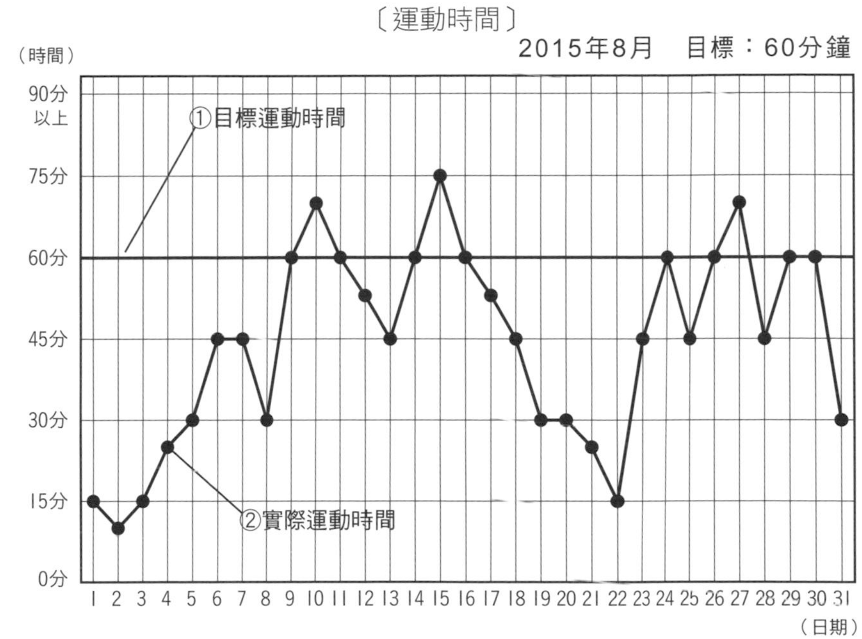
〔運動時間〕
2015年8月　目標：60分鐘
（時間）
90分以上
75分
60分
45分
30分
15分
0分
①目標運動時間
②實際運動時間
1 2 3 4 5 6 7 8 9 10 11 12 13 14 15 16 17 18 19 20 21 22 23 24 25 26 27 28 29 30 31
（日期）

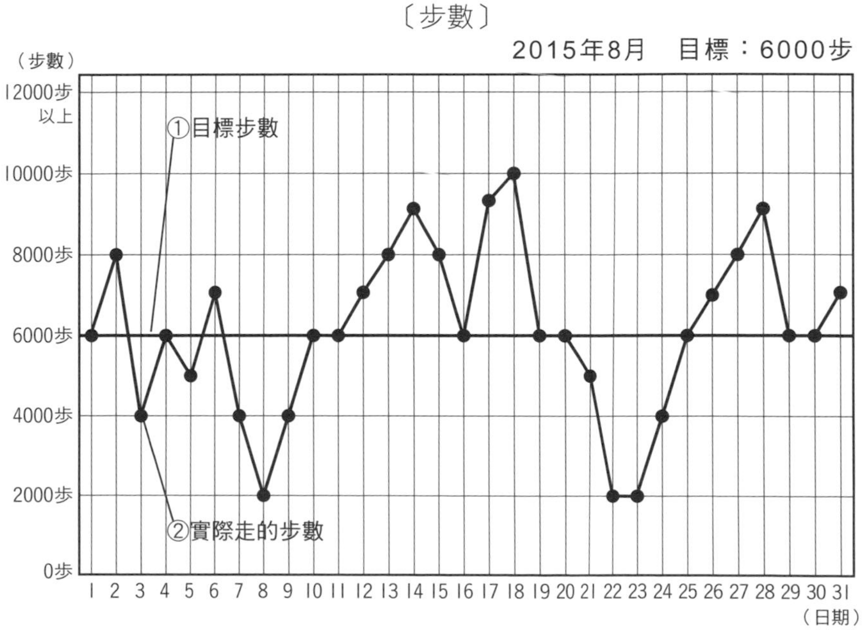
〔步數〕
2015年8月　目標：6000步
（步數）
12000步以上
10000步
8000步
6000步
4000步
2000步
0步
①目標步數
②實際走的步數
1 2 3 4 5 6 7 8 9 10 11 12 13 14 15 16 17 18 19 20 21 22 23 24 25 26 27 28 29 30 31
（日期）

運動時間

年　　月　　目標：

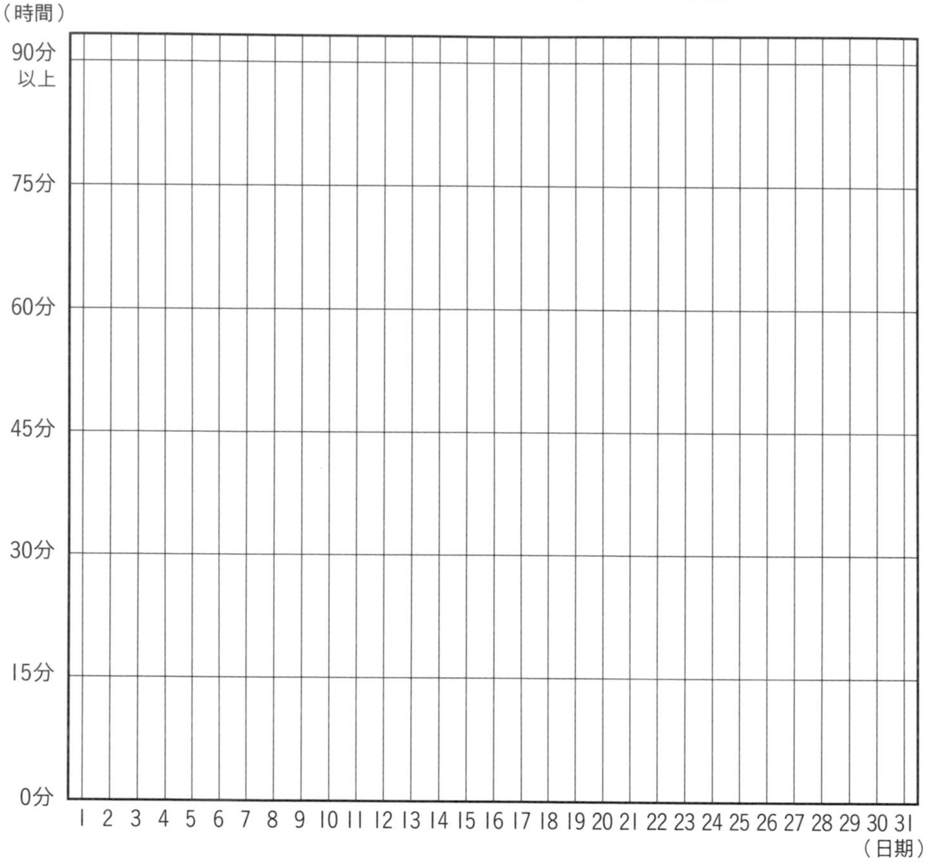

筆記：

這個月如何呢？把感想寫下來吧！

步數

年　　月　　目標：

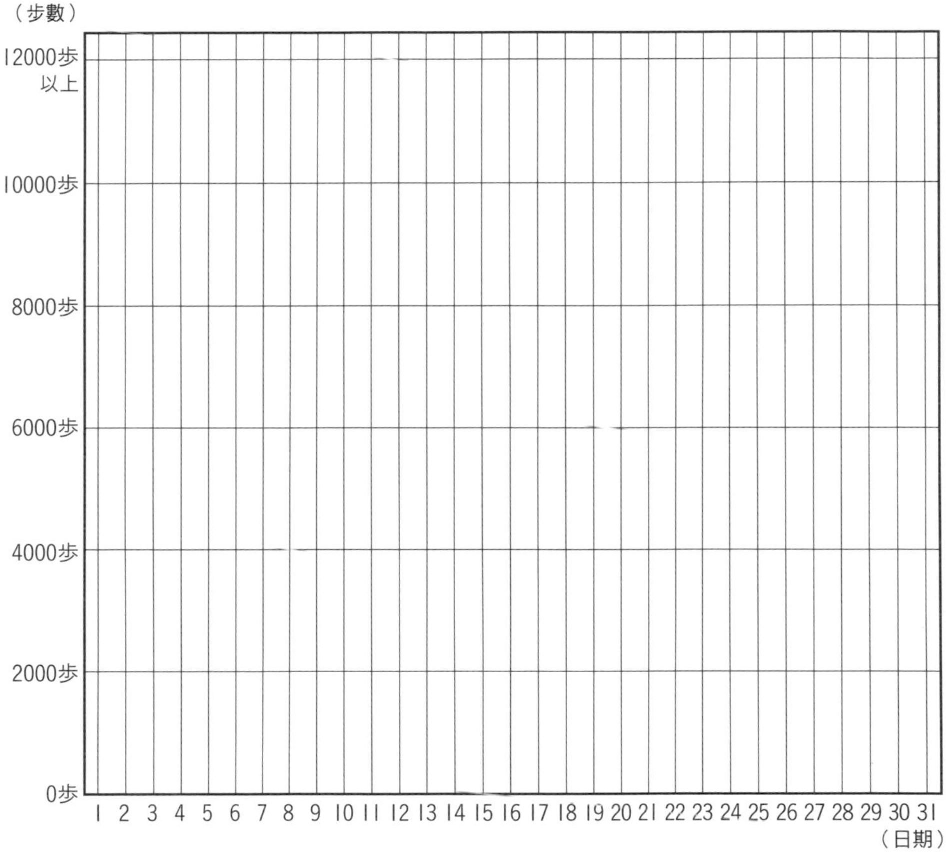
（步數）
12000步
以上
10000步
8000步
6000步
4000步
2000步
0步
1 2 3 4 5 6 7 8 9 10 11 12 13 14 15 16 17 18 19 20 21 22 23 24 25 26 27 28 29 30 31
（日期）

筆記：

這個月如何呢？把感想寫下來吧！

第5章

遠離失智症的活躍的日常生活方式

與人們交流是刺激腦部的特效藥

一天出門一次，和人交談

失智症的要因不只是運動不足。和人群缺乏交流的孤獨生活、不用腦、營養不均衡的飲食、睡眠不足等，也都會提高失智症的風險。反過來說，與人交流、在生活中設法訓練腦力、改善飲食、確保睡眠品質良好，都和預防失智症息息相關。

其中，與人交流和運動有相同的重要性。

你今天跟誰見面？說了什麼？是否今天、昨天、前天都在家中，沒跟任何人說過話？如果你是這樣，那就危險了。

與人交流是刺激腦部的特效藥。整理自己的想法與心情，傳達給對方；記住、理解他人所說的內容；與人交流時，掌管思考、意向、感情的腦部額葉、掌管記憶的海馬迴、掌管理解、語言能力、聽覺的顳葉等，整個腦部都活動起來。無論任何人，在他人面前都會有適度的緊張感，這樣的緊張感也會刺激腦部。外出與人見面就會用心打扮，考慮「把這件襯衫和這件外套搭在一起」等等，費盡心思，光是這樣就稱得上是用腦的行為。而且，外出又能增加走路的步數。

少與人接觸的孤獨生活，會讓人意志消沉。與人往來不只能避免失智症，也會使自己的人生豐富起來。所以，**一天出門一次，和人說說話吧！**

選擇適合自己的溝通很重要

但也有人認為，交流雖然重要，「但是沒有對象」。不要擔心，可以從現在開始尋找。

人有千百種，適合自己的交流方式也各有不同。有人喜歡一群人聚在一起大聲嚷嚷，有人喜歡一對一的朋友關係。有人想與朋友一起參加合唱、演奏等音樂活動，也有人喜歡知性活動，想要面對面下圍棋、象棋等。不擅長集體行動的人如果勉強加入團體，挑戰「尋找說話對象」這種不感興趣的事，大概很難繼續。心不甘情不願的交流會變成壓力，而壓力也是引發失智症的主要原因之一。

溝通要用適合自己的方式。喜歡成群結隊的人可以加入興趣相投者的圈子，例如參加有趣的集會、活動等。有相同興趣、價值觀的人容易聚集在一起，其中也許可以找到合得來的朋友。透過運動結交朋友也很不錯，可以參加認知運動操教室，邀請附近的人一起做認知運動操。購物時，在商店內和人對話，也是一種交流。

容易閉門不出的退休男性更需要交流

尤其是退休的男性，與人的交流特別容易減少。許多人埋頭工作四十年，溝通對象只有與工作相關的人，屆齡退休之後，沒有了交流對象，外出機會也減少，總是一整天在電視前面發呆……。這就是走向失智症之途。

結交和自己個性、興趣相投的朋友吧！也有很多人是從地方節慶活動認識朋友的。也有人到咖啡店、餐廳時和同世代的男性常客攀談，交到「到店裡就找得到的朋友」。

重點！

與人交流的關鍵是尋找適合自己的溝通場合。

豐富的人生和目標、動機有關，動機則和活躍的生活有關

找出讓他人高興的事——社會參與

對他人有幫助、有自己該做的事，對預防失智症也相當重要。

許多人因為辭職、空巢期，沒有自己該做的事了，得不到對人有幫助的快樂和成就感，看不到自己的存在價值，因而情緒低落。也有人因此關在家裡，什麼都不做，一天過一天。

如果沒有人生價值和目標，就不會有做事的動機。人不管幾歲，都希望能對人有用處。例如，有人吃了你做的食物，覺得好吃，你烹調的動機就會增加，想「下次再煮點東西」。做事獲得感謝，就會覺得高興，願意再做一次。對人有用處，就容易產生人生價值，從中形成「下次再做」、「繼續做這件事」的目標。目標與動力息息相關，會自然使生活活躍起來。

找出對人有用處、自己該做的事和目標吧！最好的方法就是社會參與。可

以工作、做義工，也可以率先承擔地方節慶活動、同學會召集人的任務。這一定會讓大家很高興。

在家中找到自己的角色，也相當重要。

重點！

人必須有自己的存在意義和價值。空虛的生活是通往失智症的道路。

生活中要隨時記得增加腦部、身體的活動量

你爬樓梯嗎？

要遠離失智症，必須檢討生活習慣。

失智症中最常見的阿茲海默症，最主要的病因就是身體缺乏活動。不只要運動，日常生活中也要記得活動。「動一動身體」最簡單、有效的方法還是「走路」。

你會對車站、店鋪的樓梯視而不見，直接去搭電梯嗎？這樣就太可惜了。爬樓梯可以做步行運動，如果是給予腰、腿等適度負擔的樓梯，上下樓就等於做有氧運動與肌肉訓練。在停車場停車時也一樣，不要停在商店或公共設施停車場的入口近處，要刻意停在遠處，再走到入口。也試著**短距離不要開車，走路到目的地吧！**

你買東西漫無目的嗎？

不只身體要動，生活中也要記得動腦。腦部愈使用，愈能增進血液循環、更加活化，更可望有控制腦部萎縮的效果。

購物就是用腦的絕佳機會。購物之前先決定菜單；記住冰箱裡有哪些食材、沒有哪些食材；決定購買的預算。邊買東西邊計算總價，光是這樣就能讓腦部全速運轉。不要過度依賴行動電話、智慧型手機，把電話號碼記在腦子裡。無聊的日常生活中只要稍微用點心，就能做腦部訓練。日積月累，就能遠離失智症。

重點！

在無聊的日常生活中
尋找鍛鍊身體和腦部的機會吧！

積極攝取
抗氧化作用高的食材

要避免老化與預防失智症，必須修正飲食習慣

飲食當然也非常重要。

不只身體，腦部活動更需要充分的營養。**並沒有任何一種「萬能營養素」足以供應腦部**。腦部的能量來源是葡萄糖，神經細胞的原料是氨基酸（蛋白質）、脂質（lipid）、維他命、礦物質等。必須注意飲食均衡，**充分攝取腦部所需的各種營養素**。

均衡的飲食是腦部活動的熱量來源，也與生活習慣病的預防密切相關，而生活習慣病是失智症的風險之一。改善飲食、變得比較健康後，就能恢復精神、體力，生活方式也會比較活躍。

以均衡飲食為基礎，還要更積極攝取**抗氧化作用高的食材**。

老化最主要的原因是身體的氧化。氧在代謝時會產生活性氧（Reactive

Oxygen Species），活性氧會傷害細胞、加速老化。腦細胞也一樣，氧化可能會影響阿茲海默症、腦梗塞等的發作與進行。

為了抑制氧化，攝取富含維他命A、C、E、蝦紅素（astaxanthin，一種天然紅色色素）、多酚（polyphenol）等抗氧化物質的食材相當重要。富含維他命A的食材有油菜、菠菜、胡蘿蔔、南瓜、鰻魚、肝臟、蛋黃、紫菜等。富含維他命C的有青椒、草莓、檸檬、奇異果、薯芋類等。富含維他命E的有黃豆、芝麻、堅果、魚卵、鰻魚、油菜籽油（rapeseed oil）等。富含蝦紅素的有鮭魚、蝦、蟹等烹調後會變紅的甲殼類等。富含多酚的有葡萄、蘋果、藍莓、番茄、茶等。

重點！

以均衡飲食為基礎，
還要添加預防身體與腦部老化的抗氧化食材。

品質良好的睡眠可保護腦部，首先是維持白天的活動，讓身體稍微疲倦

熟睡的祕訣也在於運動

過了五十歲，抱怨有睡眠煩惱的人愈來愈多，如「睡不著」、「老是醒來，無法熟睡」、「很早就醒了」等等。睡眠有兩種，一種是「快速動眼期睡眠」（rapid eye movement sleep），是淺層睡眠期；另一種是「非快速動眼期睡眠」（non-rapid eye movement sleep），是深層睡眠期，睡眠中這兩種階段反覆交替。但隨著年齡增加，非快速動眼期睡眠的時間減少，同時也有睡眠時間減少的傾向。並且，整體淺層睡眠時間增加，也比較容易醒來，即使只為了一點小事。

無法像年輕時睡得那麼久雖是自然現象，但「無法熟睡」、「睡不著」則是另一回事。你知道這是失智症的主要原因嗎？

在非快速動眼期，腦部會整理白天發生的事，在腦中固定化為必要的記憶

（註1）。深層睡眠能消除腦部的疲勞，睡眠淺則難以消除疲勞與鞏固記憶。此外，如果睡眠不足，白天的活動量就會降低。白天不容易醒來，身體感到疲倦、缺乏活力，沒有活動的動機和力氣。如此一來，就容易關在家裡無所事事。與失智症有關的是，睡眠時，β—澱粉樣蛋白會被排出腦外，如果睡眠品質良好，也許有助於預防阿茲海默症。

所以，**品質良好的睡眠是遠離失智症的祕訣**。為了這點，還是要養成運動習慣。睡眠是為了消除身心疲勞的生理現象，如果白天不藉由活動，適度地讓身體感覺疲勞，就無法熟睡。實際上，有充分走路、運動的那一天，不都睡得特別香？這就是適度疲勞幫助深度睡眠的證據。另外，正確的生活規律很重要，要多注意喔！

重點！

隨著年紀增長，睡眠容易變淺。要多運動，確保品質良好的睡眠。

譯注

1 記憶鞏固：Memory Consolidation，大腦將短期記憶轉化為長期記憶。

MEMO

MEMO

國家圖書館出版品預行編目(CIP)資料

預防失智認知踏步有氧操圖解/ 島田裕之作.
-- 初版. -- 臺北市：風和 , 2018.02
面 ; 17×23.4公分
ISBN：978-986-96075-3-7(平裝)
1. 失智症
415.934 107001335

預防失智認知踏步有氧操圖解

作者	島田裕之	總經銷	聯合發行股份有限公司
譯者	林雯	地址	新北市新店區寶橋路
封面設計	鼎曜事業有限公司		235巷6弄6號2樓
內文設計	何仙玲	電話	02-2917-8022
總經理	李亦榛		
特助	鄭澤琪	製版	彩峰造藝印像股份有限公司
企劃編輯	張芳瑜	印刷	勁詠印刷股份有限公司
出版公司	風和文創事業有限公司	裝訂	明和裝訂股份有限公司
公司地址	台北市中山區長安東路2段		
	67號9樓之1	定價	新台幣360 元
電話	02- 25067967	出版日期	2018 年 02 月初版一刷